Leber entgiften

Das Buch mit den besten Methoden

für eine optimale Entgiftung und

Entschlackung der Leber - Mit

Leberreinigung einer Fettleber &

den Leberwerten entgegenwirken -

Inkl. toller Rezepte

Inhaltsverzeichnis

Leber entgiften – So wird der Organismus wieder gesund

Die vielen gesundheitlichen Probleme, die heute die Bevölkerung quälen, gab es früher nicht in dem Maße. Heute leiden viele Menschen unter chronischem Stress, Abgeschlagenheit, Müdigkeit, fehlender Motivation, Lustlosigkeit, Schlafproblemen und mangelnder Konzentration.

Der menschliche Körper zeigt ganz genau, wie es um seine Gesundheit und Wohlbefinden bestellt ist und sendet Warnsignale aus, das etwas nicht in Ordnung ist. Gerät er aus dem Gleichgewicht, kann das innere Kraftwerk nicht mehr richtig arbeiten, weil Abläufe gestört werden und zu viel Energie dafür verbraucht wird, um gegen die überdimensionale Belastung gegenzusteuern.

Jeder hat schon einmal die Bekanntschaft mit diesen kleinen, wenig spektakulären Warnsignalen gemacht. Die Hilferufe sind Warnschüsse, mit denen Ihnen der Körper sagen will, dass etwas nicht stimmt.

Es treten beispielsweise jeden Morgen hartnäckige Magenbeschwerden auf, seit Sie zum Abteilungsleiter befördert wurden. Häufig haben Sie diese üblen Kopfschmerzen, die immer in scheinbar unbelasteten Situationen auftreten, das Wohlbefinden schmälern und die Konzentration beeinträchtigen.

Hautausschläge, Rückenschmerzen oder Husten, der nicht mehr weggehen will, sind Anzeichen, dass der Organismus Belastungen ausgesetzt ist, welche die optimale Funktionsweise beeinträchtigen.

Der Besuch beim Arzt zeigt oftmals, dass hinter den Symptomen keine schwerwiegenden Erkrankungen stecken. Diese Warnsignale des Körpers sind ein Ausdruck dafür, dass Körper, Geist und Seele nicht im Gleichgewicht sind. Der fehlende Einklang entsteht durch immensen Stress, falsche Ernährung, ständige Überforderung, seelische Belastung, mangelnde Entspannung und zu wenig gesunden Schlaf.

Es ist mittlerweile bekannt, dass Stress die Gesundheit und das seelische Wohlbefinden belasten. In solchen Situationen suchen Menschen nach Möglichkeiten, um Ausgleich zu schaffen. Anstatt Sport zu treiben und sich zu bewegen, wird zu ungesunden Lebensmitteln, Süßigkeiten und sogar zu Alkohol gegriffen, um zumindest für einen Moment dem Stress und den Belastungen zu entfliehen. Der heutige Lebensstil macht krank, da durch die körperliche und seelische Dauerbelastung des Organismus das Immunsystem geschwächt wird.

Mit der Ernährung, die dem Körper täglich gegeben wird, erhält er nicht die wichtigen Stoffe, die ihn gesund erhalten, sondern zusätzlich schwächen. Die inneren Organe müssen unter Höchstlast arbeiten, um den Körper zu entgiften und entschlacken. Dabei arbeiten sie Hand in Hand und versuchen, verwertbare Dinge aus den Lebensmitteln herauszufiltern und Schadstoffe abzutransportieren.

Die Leber ist das Hauptentgiftungsorgan des menschlichen Körpers und leistet Schwerstarbeit. Eine ganze Zeit gelingt es ihr auch, unter Höchstlast den Körper zu entgiften und zu entschlacken. Doch irgendwann kommt der Zeitpunkt, wo das Entgiftungsorgan Nummer 1 nicht mehr kann und aufgibt.

Betroffen davon sind auch Nieren, Magen, Darm, der Herzmuskel und weitere scheinbar unbedeutende Organe, die einfach in Streik treten. Vergleichbar ist der menschliche Organismus mit einer Präzisionsmaschine, bei der selbst die kleinsten Teile einen wichtigen Beitrag dazu beisteuern, dass alles richtig funktioniert. Ist ein Zahnrad abgenutzt, ein Antriebsriemen verschlissen oder fehlt irgendwo eine Schraube, steht die Maschine still und kann nicht mehr funktionieren.

Im menschlichen Körper passiert Ähnliches, wenn die Leber überlastet ist und ihre Aufgaben nicht mehr optimal erfüllen kann. Daher sollte genau auf die Warnsignale des Körpers gehört werden. Überdenken Sie Ihren Lebensstil, werden Sie aktiv und bringen Sie mit dem Entgiften der Leber Ihren Körper wieder ins Gleichgewicht.

Die Leber – das Entgiftungsorgan Nummer 1

Die Leber, mit einem Gewicht von 1,5 Kilogramm oder sogar mehr, ist ein Gebilde, das aus mehreren Lappen besteht und ist das schwerste sowie größte Organ mit einigen anderen im menschlichen Körper und erfüllt als Stoffwechselorgan Nummer 1 alle Aufgaben, die für den Körper lebensnotwendig sind. Zu finden ist sie im Oberbauch.

Eine gesunde Leber hat eine rötlich-braune Farbe, fühlt sich weich an und besitzt eine glatte, leicht spiegelnde Oberfläche. Umgeben ist das Organ von einer Kapsel aus Bindegewebe. Das Gewicht der Leber beim Mann liegt deutlich höher als 1,5 Kilogramm und pendelt sich um 1,8 Kilogramm ein. Der hohe Blutgehalt des Organs macht die Hälfte des Gewichts aus. Ihr Aufbau besteht aus zwei kleinen und zwei großen Lappen. In der Medizin werden die großen Lappen als Lobus düster (rechter Leberlappen) und Lobus sinister (linker Leberlappen) bezeichnet. Deutlich größer ist der linke Leberlappen gestaltet. Auf der Unterseite des Organs befinden sich die beiden kleinen Lappen. Der quadratische Leberlappen trägt die Bezeichnung Lobus quadratus und der geschwänzte Lappen den Namen Lobus caudatus. Zwischen den beiden kleinen Leberlappen befindet sich die Leberpforte.

Durch die Anatomie des Organs gibt es nicht nur die Gliederung in Lappen, sondern eine weitere Einteilung, die aus acht Segmenten besteht. Sie begründen sich auf der

Versorgung der einzelnen Bereiche, die über den Gallengang, den Arterienast der Leber und Pfortader erfolgt. Die einzelnen Segmente der Leber stehen in keiner direkten Verbindung zueinander, sodass beispielsweise bei einem operativen Eingriff einzelne Segmente entfernt werden können.

In den einzelnen Lebersegmenten sind unzählige, bis zwei Millimeter große Leberläppchen vorhanden. Sie verfügen über eine sechseckige Form. Dort, wo drei davon aneinanderstoßen, befindet sich eine kleine Zone aus Bindegewebe, sowie eine Gallenwegverzweigung. Gleichzeitig ist dort auch ein kleiner Ast der Leberarterie und Verzweigung der Pfortader. Dieser Bereich wird als Periportalfeld bezeichnet.

Größtenteils bestehen die kleinen Läppchen aus Leberzellen, aus Hepatozyten, die eine hohe Stoffwechselaktivität aufweisen und für die Funktion der Leber die Hauptverantwortung tragen. Die Leberpforte an der Unterseite des Organs ist der Bereich, wo die Blutgefäße in die große Drüse führen. Der Gallengang, die Lymphgefäße und Nervenfasern treten an dieser Stelle aus.

Über die Leberarterie wird mit Sauerstoff angereichertes Blut in die Leber transportiert. Durch die Pfortader wird das mit Nährstoffen angereicherte Blut aus den Verdauungsorganen in die Leber befördert.

Die Leber verfügt über eine hohe Regenerationsfähigkeit. Steht beispielsweise eine Lebertransplantation an, brauchen Ärzte dafür nur eine halbe Leber. Denn bereits nach wenigen Tagen beginnt das halbe Organ zu wachsen und hat nach ungefähr zwei Monaten wieder seine eigentliche Größe erreicht.

Verschiedene Funktionen der Leber

Die Leber ist ein wahres Meisterwerk der Natur und übernimmt in Ihren Körper lebenswichtige, zentrale Aufgaben, die für die Gesunderhaltung des Körpers enorm wichtig sind:

Nährstoffjongleur

Aus einem Nahrungsbrei nimmt der Darm Vitamine, Zucker, Fettsäuren und Mineralstoffe sowie Schlacken und Giftstoffe auf und befördert diese über die Pfortader zur Leber. Aus den unzähligen Nährstoffen holt sich die Leber aus dem Blut diejenigen heraus, die vom Körper gerade nicht dringend benötigt werden und legt damit einem Speicher an. Sendet das Gehirn ein Signal, dass in einer Körperregion bestimmte wichtige Nährstoffe fehlen, werden diese freigesetzt und über den Blutkreislauf in die Körperregion transportiert.

Müllentsorgung und Recycling

In den Hepatozyten werden die verschiedensten Stoffwechselprodukte abgebaut oder für die weitere Verwendung umgebaut. Dabei entstehen Schlacken, die unbrauchbar sind. Die wasserlöslichen Stoffe entsorgt das Stoffwechselorgan über die Nieren. Fettlösliche Stoffe werden in Gallenflüssigkeit gepackt und über den Darm abtransportiert.

Hochleistungsfilteranlage

Die Leber ist eine Hochleistungsfilteranlage, die über die kleinen Leberläppchen alte Blutkörperchen, Hormone, defekte Zellen und Bakterien aus dem Blut herausfiltert. Gleichzeitig entsorgt sie Schadstoffe wie Alkohol, Pestizide, Medikamente und Ammoniak, das beim Eiweißabbau im Körper entsteht.

Hormonproduzent

Die Leber ist der Produzent der Wachstumshormone. Gleichzeitig wird durch sie das hormonähnliche Vitamin D freigesetzt. Genauso können bei einer optimal funktionierenden Leber Steroidhormone wie Östrogen und Schilddrüsenhormone umgebaut werden.

Mixer für Gallenflüssigkeit

Für die Fettverbrennung werden pro Tag rund 1 Liter Gallenflüssigkeit in der Leber zusammengemischt und in die Gallenblase oder direkt in den Darm weitergeleitet, damit die Verdauung richtig funktionieren kann.

Cholesterinhersteller

Ein Ausgangsstoff für wichtige Hormone, Gallensäure und Zellmembran-Bausteine ist Cholesterin. Nur einen kleinen Teil holt sich der Organismus über die zugeführte Nahrung.

Den fehlenden großen Rest produziert der Körper selber in der Leber und Bauchspeicheldrüse.

Körperapotheke

Die Gerinnung des Blutes wird auch durch die Leber bereitgestellt. Durch die Gerinnungsfaktoren werden kleinste Verletzungen nicht zum lebensbedrohlichen Blutverlust. Die Wunden verschließen und schützen damit den gesamten Organismus.

Hochleistungskraftwerk

An folgenden Zahlen wird deutlich, mit welcher Effizienz die Leber die täglichen Anforderungen erfüllt. Durch den Organismus fließen pro Minute 1,4 Liter Blut. Auf den Tag gerechnet ergeben sich rund 2.000 Liter, die in der Leber durch die 300 Milliarden Hepatozyten gefiltert werden. Gleichzeitig wird der Körpersaft entgiftet, mit benötigten Nährstoffen beladen, von überflüssigen befreit und wieder zurück in den Blutkreislauf befördert. Diese Schwerstarbeit leistet das Organ täglich, ein ganzes Leben lang.

Probleme, die durch eine kranke Leber entstehen können

Die Leber hat vielfältige Aufgaben im Körper zu erfüllen. Leidet sie an Überlastung, ist sie krank oder verletzt, hat das schwere gesundheitliche Folgen. Auch wenn das Organ eine hohe Regenerationsfähigkeit besitzt, führt eine übermäßige Belastung durch Alkohol, falsche Ernährung und Medikamente zum Fallout, sodass wichtige Aufgaben nicht mehr erfüllt werden können. Häufig auftretende Krankheiten sind beispielsweise Hepatitis (Leberentzündung) und Leberzirrhose. Letztere führt dazu, dass in der Leber gesundes Gewebe Schritt für Schritt und unwiderruflich durch Bindegewebe ersetzt wird. Dadurch kann das Organ die vielfältigen Aufgaben nicht mehr erfüllen. Hervorgerufen wird eine Leberzirrhose durch übermäßigen Alkoholkonsum, erbliche Stoffwechselerkrankungen, Virusinfektionen und wenn der Stoffwechsel durch Überlastung nicht mehr richtig funktioniert. Mediziner sprechen von einer Fettleber, wenn die kleinen Leberläppchen einen übermäßig hohen Fettgehalt vorweisen.

Dieser entsteht durch übermäßigen Alkoholkonsum, Medikamentenmissbrauch und Übergewicht.

Das schlimmste, was passieren kann, ist ein Leberkarzinom. Es kommt recht selten vor und betrifft hauptsächlich Männer. Der bösartige Tumor entsteht in den kleinen Leberläppchen, mitunter auch in den Gallengängen oder Blutgefäßen, die im Organ verlaufen.

Es gibt auch autoimmune Lebererkrankungen. Dazu zählen PBC (primäre biliäre Zirrhose), die primäre sklerosierende Cholangitis und die autoimmune Hepatitis. PCB ist die chronische Entzündung der Gallenwege, deren Ursache nicht bekannt ist. Die primäre sklerosierende Cholangitis wirkt sich auf die großen und mittleren Gallenwege aus. Menschen, die eine kranke Leber haben, leiden vielfach unter einem chronisch entzündeten Darm (Colitis ulcerosa).

Begleiterscheinungen dieser Erkrankungen sind Leistungsabfall, Müdigkeit, Schmerzen unterhalb des Rippenbogens, Juckreiz, eine gestörte Gerinnung des Blutes, Übelkeit, Erbrechen und Gelbsucht. Sie entsteht durch eine Erhöhung des Gallenfarbstoffs Bilirubin, der sich im Blut befindet und der Haut, sowie den Augäpfeln ein gelbliches Erscheinungsbild verleiht. Kann das Stoffwechselorgan Nummer 1 seine Aufgaben nicht mehr ordnungsgemäß erfüllen, entsteht für den Körper eine lebensbedrohliche Situation. Giftstoffe und Schlacken gelangen ungehindert in den Organismus und rufen Schäden an anderen Organen hervor.

Gleichzeitig stehen dem Körper keine wichtigen Nährstoffe mehr zur Verfügung, die gereinigt und gefiltert und wenn nötig, in bestimmte Körperbereiche transportiert werden.

Alternative Behandlungsmethoden – damit die Leber wieder fit wird

Es wurden zahlreiche Studien durchgeführt, die gezeigt haben, dass Mikronährstoffe eine positive Wirkung auf eine kranke Leber haben. Die Leber, als wichtigstes Organ für die Entgiftung, ist hohen Belastungen durch Schadstoffe, Schlacken und oxidativen Stoffen ausgesetzt. Daher ist es umso wichtiger, sie mit natürlichen Antioxidantien zu versorgen, um das Organ gesund zu erhalten. Allerdings ist die Wirkung der natürlichen Mischung von Antioxidantien um eine vielfaches stärker als einzeln zugeführte.

Genauso fungiert die Leber als Zentrale für Enzyme. Darum benötigt sie alle Mikronährstoffe, welche die Verantwortung für die Wirkungsweise und Funktion der Enzyme tragen. Daher steht die Versorgung mit Zink an erster Stelle. Dieser Mineralstoff enthält mehr als 300 Enzyme. Wenn Sie dem Körper zusätzlich Zink zuführen, wird die Bildung des Proteins gefördert, das für die Bindung von Retinol verantwortlich ist. Dieses Protein vereinfacht die Aufnahme von Vitamin A.

Das Vitamin kann die übermäßige Bildung von Bindegewebe im Organ verhindern und dient als Unterstützung bei einer chronischen Leberentzündung. Wichtig ist auch, dass eine ausreichende Versorgung mit B-Vitaminen erfolgt. Sie werden dafür benötigt, dass der Umlauf des Harnstoffs aufrechterhalten bleibt.

Wer schon an einer Lebererkrankung durch einen Virus erkrankt ist, profitiert von der Aufnahme von Vitamin C und Antioxidantien. Ein mehr an Antioxidantien ist notwendig, da die Viren nicht nur die Leber angreifen, sondern auch die Prozesse behindern, die im gesunden Organ ablaufen. In einer Studie konnte festgestellt werden, das die Gabe von Vitamin C das Gewebe der Leber deutlich verbessert hat und damit eine Reduzierung der Belastung durch Viren einhergehen kann.

Sekundäre Pflanzenstoffe gehören auch zu den wichtigen Mikronährstoffen, um Erkrankungen der Leber den Kampf anzusagen und das Organ gesund zu erhalten. So haben weitere Studien gezeigt, dass beispielsweise durch Curcumin die Zellstruktur verbessert wird. Gleichzeitig sorgt dieser Pflanzenstoff dafür, dass erhöhte Leber-Transaminasen wieder gesenkt werden. Leber-Transaminasen sind die Leberwerte GPT und GOT.

Nachgewiesen wurde zudem, dass Inhaltsstoffe in grünem Tee und Mariendistel die Leberzellen vor schädlichen Giftstoffen schützen kann. Daher sind natürliche Mikronährstoffe nicht nur ideal zur Vorbeugung, sondern auch, wenn die Leber bereits erkrankt ist. Um den Körper mit ausreichend Mikronährstoffen zu versorgen, gibt es sogenannte Mikronährstofftherapien, die bevorzugt bei einer kranken Leber als Basistherapie eingesetzt wird. Dabei wird dem Körper eine natürliche Mikronährstoffmischung zugeführt, die in einem maßvollen Mischungsverhältnis zusammengesetzt ist. Für eine solche Therapie gibt es natürliche, flüssige Mikronährstoffkonzentrate, die sich aus unterschiedlichen Lebensmitteln zusammensetzen.

Die Einnahme von komplexen natürlichen Mikronährstoffen eignet sich aber nicht nur zur Vorbeugung von Lebererkrankungen, sondern auch zur Therapie, wenn die Krankheit bereits ausgebrochen ist. In der modernen Mikronährstofftherapie bevorzugt man aktuell als Basistherapie bei Lebererkrankungen eine gemäßigt dosierte, natürliche Mischung aus Mikronährstoffen. Die angebotenen Präparate sind ein natürliches, flüssiges Konzentrat, das aus 70 Lebensmitteln besteht. Dazu gehören Obst, Gemüse, Öle und Kräuter. Diese liefern dem Körper alle notwendigen Mikronährstoffe, die Ihr Körper täglich braucht. Durch die flüssige Konsistenz kann der Körper diese besser aufnehmen, da die Nährstoffe über die Schleimhäute aufgenommen werden. Doch es gibt auch andere Mittel und Wege, der Leber etwas Gutes zu tun.

Leber entgiften auf ganz natürliche Weise

Die Hauptursache, dass die Leber am Limit arbeitet und Giftstoffe nicht mehr richtig aus dem Körper ableitet, ist fettiges, ungesundes Essen und zu viel Alkohol. Da es im heutigen Leben immer schnell gehen muss, weil andauernd irgendwelche Termine anstehen, wird nicht darauf geachtet, was gegessen wird. Abends, wenn endlich etwas Ruhe einkehrt, wird zur Entspannung ein köstliches Bierchen oder ein leckeres Glas Wein getrunken. Die nächsten Wochenenden sind auch schon wieder komplett verplant, da die Hochzeit der Freundin oder des Freundes, der Geburtstag der Mutter oder ein Event anstehen. Es gibt wieder viele ungesunde Köstlichkeiten und natürlich Alkohol.

Doch woher kommen die Giftstoffe eigentlich, die sich in Ihrem Körper bilden? Wie Sie ja bereits wissen, ist die Leber das Entgiftungsorgan Nummer 1 in Ihrem Körper. Sie speichert nicht benötigte Nährstoffe ab und ist für die Steuerung des Stoffwechsels zuständig. Neben der Haut, ist die Leber das Organ von allen Organen, welches die meisten Abfallprodukte und Krankheitserreger herausfiltert und über die Nieren oder die Galle ausscheidet. Stoffe wie Nikotin, Alkohol und Medikamente gehören zu diesen Abfallprodukten.

Auch wenn die Leber ein sehr robustes Organ ist, gerät sie irgendwann an ihre Grenzen, wenn zu viele Giftstoffe verarbeiten werden müssen. Folge davon sind Schädigungen und eine Einschränkung der Funktionsweise.

Symptome, die sich bei einer überlasteten Leber einstellen sind Müdigkeit, Antriebslosigkeit und Schlappheit. Doch oftmals merken Sie gar nicht, dass es Ihrer Leber nicht gut geht. Es stellen sich keine Schmerzen ein, auf die Sie reagieren können. Darum wird die Leber von vielen Menschen nicht wahrgenommen. Damit Ihre Leber gesund bleibt, sollten Sie in regelmäßigen Abständen eine Entgiftung der Leber vornehmen. Dazu brauchen Sie sich nur einmal Gedanken über Ihre Ernährung zu machen, spezielle Lebensmittel in Ihre Ernährungsweise einzubauen und belastende Lebensmittel von Ihrem Speiseplan streichen.

11 Lebensmittel für die Gesundheit Ihrer Leber

Es gibt verschiedene Lebensmittel, die Ihre Leber auf ganz natürliche Weise entgiften und dafür sorgen, dass sie Giftstoffe und Schlacken abtransportiert und wichtige Nährstoffe für den Organismus aus der Nahrung bereitstellt.

Knoblauch

Die weiße Knolle ist ideal für die Leber, da durch die Inhaltsstoffe die Produktivität angekurbelt wird. Arbeitet das Organ optimal, werden belastende Schadstoffe schneller ausgeschieden. Damit ergibt sich ein guter Schutz für die Leber.

Walnüsse

Durch sie wird die Leber ebenfalls beim Entgiften unterstützt. In Walnüssen stecken L-Arginin, Glutathion und Omega-3-Fettsäuren. Sie sind wichtig, damit die Leber Ammoniak ausscheiden kann.

Brokkoli

Die kleinen köstlichen Röschen enthalten Senfölglykoside, die eine anregende Wirkung auf die Leber haben. Zu finden ist dieser Stoff auch in Radieschen und Rettich.

Löwenzahn und bittere Salate

Salate wie Chicorée, Radicchio, Rucola, Endivien und Löwenzahn enthalten Bitterstoffe, welche die Fettverbrennung anregen und gleichzeitig eine entgiftende Wirkung haben.

Ingwer

Die Wurzel ist ideal, um das Immunsystem zu stärken und die Leber dabei unterstützt, den Körper zu entgiften. Darüber hinaus gibt es auch Kräuter wie Baldrian, Pfefferminze und Beifuß, die eine ähnliche Wirkung bereitstellen.

Zitrone

Sie ist nicht nur ein guter Vitamin-C-Lieferant, sondern aktiviert die Enzyme in der Leber, die für die Entgiftung wichtig sind. Zusätzlich kurbelt die Zitrusfrucht die Verdauung an und bringt den pH-Wert im Körper ins Gleichgewicht.

Rote Beete

Die rote Knolle unterstützt den Organismus mit Beta-Carotin und Flavonoide, also sekundären Pflanzenstoffen, welche die Durchblutung verbessern und gleichzeitig das Blut reinigen.

Artischocken

Das Gemüse enthält viele Bitterstoffe. Diese regen die Entgiftung an und bieten einen guten Schutz für die Leber vor freien Radikalen.

Lein-Öl

Dieses spezielle Öl enthält Omega-3-Fettsäuren, die eine entzündungshemmende Wirkung bereitstellen.

Grüner Tee

Fettablagerungen und Giftstoffe lassen sich mit grünem Tee beseitigen. Zusätzlich schützt er das Entgiftungsorgan vor den Folgen durch übermäßigen Alkoholkonsum.

Kurkuma

Curcumin ist in Kurkuma enthalten. Dieser Stoff entlastet die Leber und sorgt dafür, dass die Funktion der Gallenflüssigkeit gefördert wird. Darüber hinaus schützt Curcumin das Entgiftungsorgan vor Giften und kann eine Heilung bei angeschlagenen Leberzellen herbeiführen.

Gemüse, Kräuter und Lebensmittel mit einem hohen Anteil an Omega-3-Fettsäuren und gesunde Öle helfen dabei, die Leber zu entgiften und den Organismus wieder ins Gleichgewicht zu bringen. Sie brauchen dafür nur bewusster darauf zu achten, was Sie essen und trinken. Mit Brokkoli, köstlichen Salaten, Kräutern und Knoblauch sind schnell und einfach leckere Gerichte zubereitet.

Alle wichtigen Mikronährstoffe sind in Ihren Gerichten enthalten, wenn Sie sich die Zeit nehmen, selbst zu kochen. Nehmen Sie anstelle von Kaffee grünen Tee mit zur Arbeit oder machen Sie sich eine Karaffe mit Wasser, Zitrone und Ingwer. Das schmeckt köstlich und ist gleichzeitig gesund und erfrischend.

Leberwickel zum Entgiften

Eine schöne Möglichkeit, um die Leber schneller zu entgiften sind Leberwickel, die zusätzlich zu einer leberentgiftenden Ernährungsweise zum Einsatz kommen. Weil der Wickel warm und feucht ist, wird die Durchblutung gefördert und die Tätigkeit des Organs angeregt. Gerade wenn Fastenkuren durchgeführt werden, gehören Leberwickel unbedingt dazu. Aber auch ohne eine Fastenkur tun Sie damit Ihrer Leber etwas Gutes. So einfach stellen Sie einen Leberwickel her:

1. Für die Vorbereitung benötigen Sie eine Wärmflasche, ein Gästehandtuch und ein normal großes Handtuch.
2. Die Wärmflasche befüllen Sie mit heißem Wasser.
3. Das Gästehandtuch tränken Sie in warmem Wasser und wringen es anschließend gut aus.
4. Falten Sie das feuchtwarme Gästehandtuch doppelt und legen Sie es auf Ihre Leber (Sie befindet sich rechts unter dem Rippenbogen des Brustkorbes). Anschließend legen Sie darauf die Wärmflaschen und wickeln das größere Handtuch eng um den Bauch.
5. Suchen Sie sich einen Platz, wo Sie entspannt liegen können und verweilen Sie dort für rund 30 Minuten.

Achtung: Leberwickel sollten bei Magengeschwüren, Magenblutungen und Darmgeschwüren nicht angewendet werden.

Fasten für das Entgiften der Leber

Eine sehr hilfreiche Methode, um die Leber zu entgiften, ist Fasten. Es gibt verschiedenen Möglichkeiten, um eine Fastenkur durchzuführen und den Organismus wieder ins Gleichgewicht zu bringen. So gibt es Heilfasten, basisches Fasten, Saftfasten und weitere Fastenkuren, zu denen Sie nachfolgend interessante und wichtige Informationen erhalten.

Heilfasten: ein interessanter Gesundheitstrend mit guter Wirkung für den Organismus

Der Brauch des Fastens in verschiedenen Religionen hat sich mittlerweile zu einem wahren Trend entwickelt, um die Gesundheit zu verbessern und den Organismus zu stärken. Doch was steckt hinter dem Fasten und Heilfasten im Speziellen?

Fasten, ob als religiöses Brauchtum oder Heilfasten bedeutet nichts anderes, als der freiwillige, bewusste Verzicht. In einem bestimmten Zeitraum vermeiden Sie bestimmte Nahrungs- und Genussmittel vollständig oder verzichten nur auf spezielle, ausgewählte Dinge wie beispielsweise Alkohol, Süßigkeiten, Fleisch oder das Rauchen. Warum wird gefastet? Fasten gehört beispielsweise im Christentum, Judentum, im Islam und vielen anderen Religionen zum Brauchtum. Allerdings wird das Fasten ganz unterschiedlich ausgelegt. Meist möchte damit bezweckt werden, die Seele zu reinigen, Buße zu tun und das Böse abzuwenden.

Zudem wird Fasten dafür eingesetzt, um die Konzentrationsfähigkeit zu steigern sowie Erleuchtung oder Erlösung zu erlangen. Es gibt aber nicht nur das religiöse Fasten, sondern auch das Heilfasten, worüber der griechische Arzt Hippokrates vor fast zweieinhalb Jahrtausenden bereits gesprochen haben soll. Solche Kuren sollen den Körper entschlacken und zur Seelenreinigung dienen. Diese Weisheiten sind mittlerweile ein großer Trend, da damit der Körper und vor allen Dingen die inneren Organe entgiftet werden.

Die Gründe, warum Menschen fasten, sind ganz unterschiedlich gelagert. Während einige Menschen ganz gezielt fasten, um bestimmten Krankheiten entgegenzuwirken, nutzen andere das Heilfasten, um den Körper zu entgiften. Manche nutzen diese Fastenmethode auch, um ein paar Pfunde zu verlieren. Die Angebote für Fastenkuren zur Entgiftung sind reichhaltig.

Interessant ist beispielsweise das Heilfasten nach Buchinger. Otto Buchinger war ein Arzt in Deutschland, der sehr unter Rheuma litt. Im Jahr 1919 verordnete er sich selbst eine dreiwöchige Fastenkur, die sehr erfolgreich war und das Leiden linderte. In den nachfolgenden Jahren eröffnete er seine eigene Fastenklinik und veröffentlichte ein Buch über das Heilfasten. Gemäß seiner Auffassung von Heilfasten darf nach 1 bis 3 Entlastungstagen nur noch Wasser, Fastentee, Gemüsebrühe, Honig und Säfte verzehrt werden. Damit stellt der Fastende dem Körper zwar sehr wenig Energie zur Verfügung, gibt ihm dafür aber Mineralstoffe und Vitamine, die keine große Belastung für den Stoffwechsel darstellen.

Als Unterstützung des Heilfastens wird eine Darmentleerung durchgeführt beispielsweise durch Einläufe, viel Entspannung und tägliche Bewegung. Den Schluss der Fastenkur bildet das Fastenbrechen mit anschließenden Aufbautagen, wo der Körper ganz bewusst und langsam wieder Nahrung aufnimmt. Das Heilfasten nach Buchinger sollte am besten mit einer Auszeit vom Alltag durchgeführt werden. Damit haben Sie die Möglichkeit, ganz in Ruhe zu sich selbst zu finden, auf die Stimme Ihres Körpers zu hören, innere Einkehr zu halten, die Leber zu entgiften und den Körper wieder ins Gleichgewicht zu bringen.

8 Vorschläge, um nachhaltig zu fasten

Anstatt komplett auf jegliche Nahrung zu verzichten, können Sie auch nur auf bestimmte Lebensmittel verzichten oder diese durch gesunde ersetzen, um die Leber bei der Entgiftung zu unterstützen. So könnte beispielsweise der Verzicht aussehen:

1. Essen Sie nur regionale Lebensmittel

Am besten schauen Sie im Supermarkt nach Lebensmitteln, die gerade Saison haben oder regional gelagert werden. Um die Region einzugrenzen, sollten Sie sich überlegen, ob Sie nur Lebensmittel aus Ihrem Landkreis, einem Radius von 100 Kilometer Entfernung, aus Ihrem Bundesland oder aus ganz Deutschland verwenden möchten. Wenn Sie dieses konsequent durchführen, werden Sie feststellen, dass Sie auf einige Lebensmittel automatisch verzichten müssen. Die Methode macht Ihnen auch bewusst, welche Nahrungsmittel aus Ihrer Region stammen, wann diese wachsen und geerntet werden. Ein Blick auf den Saisonkalender ist lohnenswert, da Sie damit herausfinden, was gerade ganz frisch zur Verfügung steht.

2. Weniger Fleisch essen

Der Verzehr von weniger Fleisch ist gut für Ihre Gesundheit und für die Umwelt. Sie müssen ja nicht gleich zum Veganer werden, doch sollten Sie sich ruhig auch öfter einmal nur von Gemüse und anderen Köstlichkeiten ohne Fleisch ernähren.

Genauso können Sie den Fleischverzicht über mehrere Wochen ausdehnen. Sie werden erstaunt sein, welche Wirkung sich einstellen wird.

3. Kaufen Sie nur beim Bio-Bauern oder im Bio-Laden ein

Garantiert denken Sie jetzt, dass die Produkte beim Bauern oder im Bio-Laden viel zu teuer sind. Allerdings sollten Sie einmal überlegen, dass diese Produkte keine Pestizide und anderen Giftstoffe enthalten, die Ihren Organismus belasten. Woher die Lebensmittel im Supermarkt stammen, lässt sich nur schwerlich nachvollziehen. Bedenken Sie zudem, dass Sie Gesundheit nicht kaufen können. Doch mit gesunden Lebensmitteln unterstützen Sie die Leber und den gesamten Organismus, damit eine Entgiftung ordentlich funktioniert.

4. Verzichten Sie auf verarbeitete Produkte

Gerade wenn es stressig ist, wird gerne zu Fertigprodukten gegriffen, weil diese schnell zubereitet sind. Wer beim Fasten auf frische, selbst gekochte Gerichte setzt, ernährt sich bedeutend gesünder und schont gleichzeitig die Umwelt. Die Gerichte enthalten alle wichtigen Mikronährstoffe, welche die Leber beim Entgiften unterstützen und das Immunsystem stärken.

5. Nutzen Sie die 5-am-Tag-Regel

Bei dieser Regel geht es darum, dass Sie fünfmal am Tag Obst (zwei Hände voll) und Gemüse (drei Hände voll) essen. Das ist gar nicht so schwer, wenn Sie sich diese Regel verinnerlichen. Ihr Körper bekommt damit wichtige Vitamine und Mineralstoffe, die den Körper beim Entgiften unterstützen und ihn gesund halten.

6. Kaufen Sie nur Fair-Trade-Produkte

Natürlich müssen Sie mehr Aufwand beim Einkaufen betreiben und sogar auf bestimmte Produkte verzichten. Doch beim Fasten geht es letztendlich um den Verzicht, den Sie damit bewusst durchführen.

7. Kaufen Sie nur unverpackte Lebensmittel

Verzichten Sie auf Lebensmittel, die in Plastik verpackt sind und führen Sie sozusagen ein Müll- und Plastik-Fasten durch.

8. Nehmen Sie Kräuter zum Würzen

Salz entzieht dem Körper Wasser und Nährstoffe. Am besten bauen Sie diese auf Ihrem Balkon oder im Garten selber an. So erhalten Sie eine Vielfalt an frischen Kräutern, die selbst gekochten Speisen eine besondere, einzigartige Würze verleihen. Gleichzeitig unterstützen Kräuter den Körper beim Entgiften.

Wer diese 8 Vorschläge einmal durchführt, wird schnell feststellen, wie oft Lebensmittel ohne Sinn und Verstand im Einkaufswagen landen. Wer sich hingegen schon beim Einkauf auf bestimmte Produkte begrenzt und auf spezielle Dinge achtet, tätig einen gesünderen Einkauf.

Die überlegte Auswahl an Lebensmitteln unterstützt die Gesunderhaltung Ihres Körpers und sorgt dafür, dass die Leber entgiftet und entschlackt wird.

Ganzheitliche Leberreinigung und Entgiftungskuren

Mit einer Leberreinigung wird das Ziel verfolgt, das Entgiftungsorgan über mehrere Wochen oder Monate zu entlasten und zu unterstützen, um damit die Selbstheilungs- und Regenerationskräfte im Körper zu aktivieren. Das Prinzip der Selbstregulierung wird auch in der biologischen Krebstherapie angestrebt, um Heilungsprozesse zu unterstützen, damit der Körper wieder gesund werden kann. Wenn die Regenerationsfähigkeit und die Selbstheilungskräfte aktiviert sind, kann die Leber wieder optimal arbeiten, den Organismus entgiften, den Stoffwechsel kontrollieren und die Tätigkeit der Enzyme perfekt erledigen.

Bei natürlichen Entgiftungskuren stehen Ihnen verschiedene Methoden zur Verfügung, die sich auch sehr gut im Alltag nutzen lassen. Damit das lebenswichtige Entgiftungsorgan nicht vor einem Burnout steht und vor schlimmen Erkrankungen geschützt ist, sollten Sie einmal jährlich Ihrer Leber eine Entgiftungskur gönnen. Dafür gibt es unterschiedliche Möglichkeiten, angefangen von kurzen Fastenkuren mit speziellen Detox-Produkten für die Leber bis hin zu Fastenkuren und ganzheitlichen Programmen zur Leberreinigung.

An einem Tag die Leber entgiften

Wenn Sie schon ein wenig für die Gesundheit Ihrer Leber machen möchten, aber den gesamten Alltag nicht umstellen wollen, können Sie auch ganz einfach noch heute starten. Das gelingt Ihnen, indem Sie:

- grundsätzlich auf Alkohol und Nikotin, also schädliche Genussmittel verzichten.
- Ihren Speiseplan ohne zuckerhaltige und fettreiche Lebensmittel, wie Fastfood und Süßigkeiten zusammenstellen.
- Greifen Sie zu gesunden Nahrungsmitteln und trinken Sie pro Tag mindestens zwei Liter ungesüßten Tee und Wasser.
- Gehen Sie regelmäßig spazieren und bewegen Sie sich. Anstatt mit dem Auto zu fahren, legen Sie einen Spaziergang ein, nehmen Sie Treppen anstelle des Lifts und achten Sie darauf, dass Sie dem Körper genug Schlaf gönnen.

Durch spezielle Leberwickel entlasten Sie das Entgiftungsorgan und sorgen dafür, dass Sie neue Energie erhalten.

Ein paar Tage die Leber entgiften

Wenn Sie Ihrer Leber etwas mehr Zeit widmen möchten, können Sie sich für eines der verschiedenen Entgiftungsprogramme entscheiden. Sie funktionieren mit Salzen, natürlichen Ölen und Säften, die für die Leberreinigung geeignet sind.

Hulda Clark hat ein Entgiftungsprogramm entwickelt, das von Ärzten und Heilpraktikern immer wieder zum Einsatz kommt. Und so funktioniert diese Kur:

- **Vorbereitung:** Bevor der eigentliche Kurtag beginnt, bereiten Sie einige Tage vorher Ihren Körper durch Schonkost, einem Liter Apfelsaft und viel Wasser auf die Leberentgiftung vor.
- Am **Kurtag** sollte ab 14 Uhr, bis zum Start mit der Entgiftung der Leber, nichts mehr gegessen werden. Um 18 Uhr und um 20 Uhr trinken Sie ein Glas Wasser, in dem Sie ein Esslöffel Bittersalz aufgelöst haben. Um 22 Uhr, bevor Sie ins Bett gehen, trinken Sie ein Glas Grapefruitsaft, der mit einem Achtelliter Olivenöl gemischt ist.
- Am **Folgetag** lösen Sie morgens früh wieder einen Esslöffel Bittersalz in Wasser auf und wiederholen diese Prozedur nach zwei Stunden. Im Tagesverlauf dürfen Sie wieder feste Nahrung in Form von gekochtem Gemüse und leichter Kost essen.

In vier Wochen die Leber entgiften

Wer viel Zeit hat und eine intensive Leberentgiftung durchführen möchte, hat die Wahl zwischen unterschiedlichen naturheilkundlichen Methoden. Interessant ist dafür beispielsweise das Prometheus-Programm, das von den Heilpraktikern Sebastian Vigl und Anne Wanitschek entwickelt wurde. In dieser vierwöchigen Kur werden bestimmte

Ernährungsregeln, die Biochemie gemäß Schüßler, Pflanzenheilkunde und Entspannungstechniken kombiniert. Genauso wie andere Entgiftungskuren basiert das Programm auf vier Stufen.

- Darmreinigung
- Entgiftung
- Schonung
- Pflege

Zu Beginn des Programms wird eine Darmreinigung durchgeführt. Dafür nutzen Sie Glaubersalz, um den Darm von restlichen Nahrungsmitteln und Schlacken zu befreien. Während der Entgiftungsphase werden mit Schüßler-Salzen die Ausscheidungsorgane wie Haut, Nieren und Leber durch basische Ernährung und spezielle Teemischungen aktiviert. Damit sich die Leber nach dem Entgiften von diesem anstrengenden Vorgang erholen kann, geht es in der dritten Phase um die Schonung. Das gelingt Ihnen, indem Sie die Ernährung auf leichte Kost aus frischen Zutaten umstellen. Da sie leicht zu verdauen sind, stellt sich keine Belastung für den Organismus ein. In der vierten Phase integrieren Sie sogenannte Pflegemaßnahmen in Ihre Alltagsroutinen und versuchen einen Lebensstil zu führen, der gut für Ihre Leber ist. Während der vierwöchigen Kur sind fünf Mahlzeiten vorgesehen. Die Flüssigkeitsaufnahme liegt zwischen zwei und drei Liter. In dieser Zeit wird kein Zucker gegessen. Rohkost und Obst kommt nur bis 17 Uhr auf den Tisch. Wichtig ist, dass alles sehr gut gekaut wird.

Bevor Sie mit dem Entgiften der Leber starten, sollten Sie über Ihr Vorhaben mit Ihrem Arzt sprechen. Gemeinsam können Sie überlegen, welches Leberentgiftungsprogramm am besten zu Ihnen passt und tatsächlich umsetzbar ist. Nach einer solchen Kur können Sie auch auf eine dauerhafte, leberfreundliche Ernährung setzen. Für das zentrale Organ, das für den Stoffwechsel zuständig ist, lohnt sich eine gesunde Ernährung, um eventuellen Erkrankungen vorzubeugen und entgegenzuwirken. Von der deutschen Leberstiftung wird für die Umsetzung eine vollwertige, ausgewogene Ernährung empfohlen. Diese sollte den Regeln der DGE (Deutsche Gesellschaft für Ernährung) entsprechen. Demnach sieht vollwertige Ernährung folgendermaßen aus:

➤ Die Vielfalt der gesunden Lebensmittel genießen,
➤ reichlich Kartoffeln und Getreideprodukte essen,
➤ am Tag fünfmal Gemüse und Obst verzehren,
➤ täglich Milchprodukte, Milch und Eier in Maßen,
➤ ein- bis zweimal in der Woche Fisch, Fleisch und Wurst,
➤ Fett und fettreiche Lebensmittel in ganz geringen Mengen verzehren,
➤ wenig Salz und Zucker verwenden,
➤ viel Flüssigkeit trinken,
➤ Lebensmittel schonend zubereiten,
➤ langsam essen und die Köstlichkeiten genießen,
➤ auf das Körpergewicht achten und
➤ immer in Bewegung bleiben.

Detox-Kur: Der richtige Weg zu einer gesunden Leber?

Gerade wenn Sie Ihren Körper durch Stress und falsche Ernährung dauerhaft belasten, hat Ihre Leber ein- bis zweimal im Jahr Urlaub von den Belastungen verdient. Bei den unterschiedlichen Möglichkeiten, um die Leber zu entgiften, fällt immer wieder der Begriff Detox. Angeboten und vermarktet werden unter dieser Bezeichnung Diäten, Präparate und Tees, die bei der Entgiftung des Organismus wahre Wunder bewirken sollen. Allerdings ist die Wirkungsweise in aussagekräftigen Studien nicht belegt.

Detoxifikation bedeutet Entgiftung und wird mit dem schönen neudeutschen Wort Detox abgekürzt. Da es keine eindeutige Definition gibt, kommt das Wort für verschiedene Nahrungsergänzungsmittel und Diäten zum Einsatz. Gerade in Bezug auf eine gesunde Ernährung reicht die Definition vom Verzicht auf Zucker, Fett, Gluten und stark verarbeiteten, tierischen Produkte bis hin zu rein flüssiger Nahrung, die Sie in Form von Tees, Smoothies, Suppen und Säften Ihrem Körper zuführen. Als Ergänzung zu dieser veränderten Ernährungsweise geben Sie Ihrem Körper spezielle Detox-Tabletten und Pulver. Die Anbieter solcher Produkte versprechen, dass damit der Körper von innen gereinigt und von Schadstoffen wie Schlacken, Umweltgiften, Schwermetallen und Pflanzenschutzmitteln befreit wird. Genauso sollen Alkohol und Nikotin abgebaut und ausgeschieden werden. Durch die Präparate soll sich eine Stärkung der wichtigen Entgiftungsorgane wie Leber und Nieren einstellen.

Genau bekannt ist bisher aber nicht, wie etliche Schadstoffe beispielsweise Pestizide und Weichmacher durch den menschlichen Organismus verstoffwechselt werden. Wie bereits erwähnt, gibt es auch keine aussagekräftigen Studien zu diesen Detox-Produkten. Entweder fehlt es an Kontrollgruppen oder der Umfang der Stichproben fällt zu gering aus. So hat sich bei Untersuchungen etwa gezeigt, dass sich durch die Einnahme von angepriesenen Supplementen aus Mineralstoffen und antioxidativen Vitaminen keine signifikante Verbesserung der Leberwerte eingestellt hat. Diese Ergebnisse sind ernüchternd.

Genauso unsicher ist die Wirkung von Detox-Produkten auf Zeolith-Basis. Zeolith sind Silikat Kristalle, die synthetisch hergestellt werden, aber auch in der Natur vorkommen. Zum Einsatz kommen Sie unter anderem zur Wasserenthärtung in Waschmitteln. Durch die Oberflächenstruktur der Kristalle können unterschiedliche Schwermetalle aufgenommen werden. Dieser Effekt steht allerdings im Verdacht, wichtige Mineralstoffe aus der Nahrung zu binden, sodass diese gar nicht erst richtig verstoffwechselt werden können. Welche Auswirkungen das auf den menschlichen Organismus hat, ist bisher noch nicht geklärt.

Bevor Sie sich für teure Detox-Produkte entscheiden, deren Wirkungsweise eher fragwürdig aussieht, sollten Sie lieber dem Körper eine gesunde, ausgewogene, ballaststoffreiche und schadstoffarme Ernährung zuführen. Damit unterstützen Sie die Entgiftungsmechanismen von Leber, Nieren, Magen, Darm, Haut und Lunge wirkungsvoll.

Leberreinigung nach Moritz beziehungsweise Clark

Wer im Internet nach „Leber entgiften" sucht, stößt ganz automatisch auch auf die Leberreinigung nach Moritz beziehungsweise Clark, die als sehr umstritten gilt. Die Mischung aus Olivenöl, Bittersalz und Grapefruitsaft dient als Abführmittel für die Darmreinigung, um diesen innerhalb weniger Stunden von Giftstoffen und Schlacken zu befreien. Der sich dadurch einstellende Durchfall enthält gelblich-grüne Gallensteine. Sie werden in der Leber hergestellt. Vorsicht! Diese angeblichen Gallensteine sind emulgierte Fette, die weder Calcium, noch Cholesterin enthalten. Durch die Einnahme von Olivenöl, Bittersalz und Grapefruitsaft sammelt sich in der Leber Gallenflüssigkeit an. Diese reagiert mit dem Olivenöl und sorgt dafür, dass eben diese Steine entstehen und ausgeschieden werden. Es kann sein, dass es Ihnen nach einer solchen Leberreinigung besser geht und Sie sich körperlich fitter fühlen. Das ist auf die Reinigung des Darms zurückzuführen. Eine wirkliche Reinigung der Leber ist damit nicht gegeben.

Das Reinigen und Entgiften der Leber ist durchaus sinnvoll und beginnt mit der Darmreinigung, die sich über vier Wochen erstreckt. Abführen nach den Vorstellungen von Moritz beziehungsweise Clark ist eigentlich nicht notwendig. Am besten gelingt Ihnen das mit der Umstellung der Ernährung auf leichte, gut verdauliche Kost. Das belastet den Organismus auch nicht so extrem, wie die Einnahme von Bittersalz & Co., weil die Darmreinigung langsam durchgeführt wird. Anschließend geben Sie Ihrem Körper wichtige Vitalstoffe, die aus Artischocken, Mariendistel & Co. bestehen, um die Leber von Schlacken zu befreien. Je nachdem, wie es um Ihre Leber bestellt ist, sollten Sie die Reinigung des Organs etwa sechs Wochen lang weiter durchführen.

Die Speisen und Getränke, die Sie aufnehmen gelangen vom Darm aus über die Pfortader in die Leber. Wenn Sie Probleme mit der Verdauung haben, gelangen Stoffwechselrückstände, Pilze und Bakterien ungefiltert in die Leber. Damit die Leber überhaupt entlastet werden kann, muss zuerst die Darmtätigkeit und Verstoffwechselung wieder richtig funktionieren. Dieses gelingt durch einen gereinigten Darm. Dabei helfen Ihnen Nahrungsergänzungsmittel. Diese sollten Probiotika, Präbiotika und Ballaststoffe enthalten, um die Darmgesundheit zu fördern.

Sie sollten immer bedenken, dass Ihre Ernährung direkten Einfluss auf die Funktion Ihrer Leber hat. Darum sollte eine basenüberschüssige Ernährung mit vielen zellschützenden Antioxidantien und Mikronährstoffen gewählt werden. Sie versorgt die Leber optimal und wirkt entlastend.

Prinzipiell gilt: je natürlicher und hochwertiger die Nahrungsmittel sind, desto weniger Arbeit hat die Leber mit der Entgiftung.

Neben den bereits erwähnten Lebensmitteln sollten Sie Ihrem Körper Nahrungsergänzungsmittel zur

Leberreinigung zuführen. Denn es gibt manche Stoffe, die für die Leber sehr wichtig sind. Leider können diese gar nicht oder nur sehr schwer über die Ernährung aufgenommen werden. Damit Leber entgiften umfassenden und wirkungsvoll funktioniert, geben Sie dem Organismus diese Stoffe durch Supplemente. Zur Unterstützung für die Darmreinigung sind diese in den ersten Wochen Curcumin, Probiotika und Capsaicin. Anschließend spielen Artischockenextrakt und Mariendistel eine wichtige Rolle.

Vitalstoffe für den Körper und eine gesunde Leber

Probiotika: Es gibt mindestens drei Bakterienstämme, die für eine gesunde Darmflora zuständig sind. Die wichtigsten sind Lactobacillus paracasei, Bifido-Bakterien und Lactobacillus rhamnosus, die Sie als Probiotika zu sich nehmen.

Curcumin: Diesen einzigartigen Stoff enthält Kurkuma. Curcumin stellt einen guten Schutz vor Giftstoffen bereit und dient zur Unterstützung bei der Leberregeneration. Zu finden ist dieses auch in speziellen Nahrungsergänzungsmitteln.

Capsaicin: Wenn Sie gerne scharf essen, sollten Sie öfter zu Chili greifen. Der scharfe Geschmack der Schoten kommt von Capsaicin und genau dieser Stoff schützt Ihre Leber vor Giftstoffen. Capsaicin gibt es auch in Form von Kapseln für eine einfache Einnahme.

Bitterstoffe: Bitterbasenpulver, Kräuterelixier und Löwenzahnwurzelextrakt regen die Ausschüttung von Gallenflüssigkeit an, fördern die Verdauung und verbessern die Leberaktivität.

Mariendistel: Aus der Mariendistel wird der Wirkstoff Siliphos gewonnen. Dieser bietet vielfältigen Schutz, unterstützt die Regeneration und sorgt dafür, dass das Hauptentgiftungsorgan aktiv wird. Zu finden ist Mariendistel in Kapseln für die Entgiftung der Leber.

Artischockenextrakt: Dieser Extrakt ist auch in Kapseln zu finden. Er hat eine anregende Wirkung auf den Gallenfluss, sorgt für eine Reduzierung der toxischen Belastung der Leber, bietet guten Schutz für die Zellen der Leber und wirkt unterstützend bei der Leberregeneration.

Schüßler-Detox-Kur für eine gesunde Leber

Viele Menschen schwören seit fast 140 Jahren auf die Wirkung von 12 potenziellen Mineralsalzen nach Dr. Schüßler, die schön machen und den Körper in eine gesunde Balance bringen. Genauso haben sie eine unterstützende Wirkung beim Fasten, wenn sie als homöopathische Tabletten eingenommen werden. Bei einer richtigen Dosierung wirken die Salze wie ein Doping, das alle Entgiftungsprozesse in Ihrem Organismus deutlich anregt. Bei der Verwendung von Schüßler-Salzen ist viel Trinken von Wasser mit wenigen Mineralien sehr wichtig.

Wenn Ihre Leber nicht mehr richtig funktioniert und sich dieses bemerkbar macht, ist die Schädigung schon so weit fortgeschritten, dass sich das Organ nicht mehr selbst reparieren kann. Die große Chemiefabrik, die aus 370 Abteilungen und 500 Milliarden Zellen besteht, besitzt keine Schmerznerven. Die Leber wandelt Melatonin in 5-Sulfatoxymelatonin um, das über die Nieren ausgeschieden wird. Kommt es zu einer erhöhten Konzentration von Melatonin, hat die Leistung der Leber nachgelassen. Dadurch stellt sich das Gefühl von andauernder Müdigkeit ein. Darum bezeichnet die Naturheilkunde diese Müdigkeit als Schmerz der Leber.

Um Ihre Leber zu reinigen und den Organismus wieder in die Balance zu bringen, sind folgende Schüßler-Salze ideal:

- Nr. 10 Natrium sulfuricum (D 6) ist das Hauptmittel, um die Leber anzuregen. Es sorgt für die Inaktivierung von Abbauprodukten des Stoffwechsels und von Giftstoffen. Da die Warnzeichen bei einer Lebererkrankung sehr unspezifisch sind oder sogar komplett fehlen können, werden beispielsweise Gliederschmerzen, Müdigkeit und Blähungen eher selten mit einer erkrankten Leber in Verbindung gebracht. Diese Anzeichen, die medizinisch als Symptome für eine nicht richtig funktionierende Leber gedeutet werden, ist ein Hinweis darauf, dass ein Bedarf an Natrium sulfuricum vorliegt, wenn die Biochemie gemäß Dr. Schüßler gilt. Über sechs Wochen sollte eine Kur mit 7 Tabletten pro Tag durchgeführt werden, um die Leber zu pflegen.

- Nr. 4 Kalium chloratum (D6) zur Regulierung der Drüsentätigkeit

- Nr. 6 Kalium sulfuricum (D6), um den Leberstoffwechsel anzukurbeln

- Nr. 23 Natrium bicarbonicum (D6), um den Stoffwechsel zu unterstützen

Die Kur nach Dr. Schüßler sollte zunächst über einen Zeitraum von sechs Wochen durchgeführt werden. Anschließend kann die Kur aber auch verlängert werden.

Ganzheitliches Programm zur Leberreinigung

Bei einer ganzheitlichen Reinigung und Entgiftung der Leber ist es wichtig, dass Sie sich basenüberschüssig ernähren. Wichtig ist zudem, dass Sie vor dem Start den Darm reinigen oder zweimal am Tag Probiotikum zu einer Mahlzeit einnehmen. Die Einnahme kann auch ruhig weiter fortgeführt werden und muss sich nicht nur über den Zeitraum von vier Wochen zu erstrecken. Gleichzeitig verwenden Sie über den Zeitraum der gesamten Leberreinigung Bitterstoffe wie beispielsweise alkoholfreie Kräuterelixiere, Löwenzahnblattpulver oder Bitterbasenpulver.

- während einer Kur, beispielsweise in einem Zeitraum von vier Wochen, geben Sie dem Körper Scharfstoffe wie Curcumin oder Capsaicin zu, wenn Sie diese vertragen.
- auf Ihren Speiseplan gehören Brokkoli, Radieschen und Rettich
- essen Sie in einer Woche zwei bis drei Avocados
- regelmäßig werden Walnüsse beispielsweise in einem basischen Kuchen gegessen
- genießen Sie täglich einen grünen Smoothie
- zwei bis dreimal am Tag trinken Sie basischen Kräutertee und hin und wieder eine Tasse grünen Tee. Kaffee streichen Sie aus der Liste.
- nach der Darmreinigung, die Sie mit Curcumin oder Capsaicin durchgeführt haben, geben Sie Ihrem Körper ein hochwertiges Präparat der

Mariendistel und Artischockenextrakt über einen Zeitraum von mindestens sechs Wochen

- pro Tag trinken Sie 1,5 bis 2 Liter stilles Wasser
- die Nahrung, die Sie jetzt essen, besteht aus frischen, selbst zubereiteten Lebensmittel, die aus biologischem Anbau stammen.
- Geflügel, Fleisch und Fisch sollten aus artgerechter und kontrollierter Haltung stammen und nur zweimal die Woche gegessen werden.
- zum Kochen, Backen und Braten kommen hochwertige Öle und Fette zum Einsatz.
- Fertigprodukte, Weißmehlprodukte und raffinierter Zucker sind nicht mehr auf dem Speiseplan vorhanden.
- versuchen Sie Alkohol, Nikotin und Koffein komplett aus Ihrem neuen Lebensstil zu verbannen.
- führen Sie dem Körper Antioxidantien zu, die er sich aus gesunden Lebensmitteln holen kann. Darüber hinaus können Sie diese dem Körper auch mit hochwertigen Nahrungsergänzungsmitteln zusätzlich vorübergehend zuführen.
- geben Sie dem Körper ausreichend Vitamin D. Dieses produziert der Körper selbst, wenn Sie ihn regelmäßig mit natürlichem Tageslicht versorgen. Das gelingt Ihnen, wenn Sie sich regelmäßig draußen aufhalten.
- kurbeln Sie den Organismus an. Das gelingt Ihnen mit Bewegung und Sport am allerbesten.
- gönnen Sie Ihrem Körper Ruhe und versorgen Sie ihn mit genug Schlaf.

- sorgen Sie für Entspannungsmomente und überdenken Sie Ihr Stressmanagement, um Ihren Körper zu entlasten. Entspannungsmomente erzeugen Sie mit Meditation und progressiver Muskelentspannung. Zur Unterstützung geben Sie Ihrem Organismus Vitalstoffe wie Magnesium und Vitamin-B-Komplex, die eine unterstützende Wirkungsweise auf die Nerven haben.

Mit basischer Ernährung die Leber entgiften

Die basische Ernährung ist eine Ernährungsweise, um den Basen-Säure-Haushalt im Körper ins Gleichgewicht zu bringen. Diese Ernährungsform ist in der Alternativmedizin bereits seit 1913 bekannt. Damals wurde davon ausgegangen, dass durch das Verwerten der Aminosäuren Methionin und Cystein im Organismus Schwefelsäure entsteht, die den Organismus übersäuern und damit die Entgiftungsorgane überlasten. Die Ausscheidung geschieht über die Nieren, nachdem sie die Leber durchlaufen haben. Ernährungswissenschaftler und Fachleute vertreten die Meinung, dass nur wenige Menschen in der Lage sind, einer Übersäuerung und damit einhergehende Überlastung der Entgiftungsorgane entgegenwirken zu können.

Theoretisch klingt das sehr plausibel. Denn diese Hypothese beruht darauf, dass Nahrungsmittel mit einem hohen Anteil an säureproduzierenden Stoffen dafür die Verantwortung tragen, dass der Körper übersäuert und aus dem Gleichgewicht gerät. Ist der Körper übersäuert, funktioniert die körpereigene Entgiftung durch die unterschiedlichen Entgiftungsorgane nicht mehr richtig.

Durch den erhöhten Säureanteil im Körper stellen sich verschiedene Krankheiten und chronische Leiden ein. Permanente Müdigkeit, Schlafstörungen und Muskelschmerzen sind nur leichte Anzeichen für eine Übersäuerung. Es können aber auch Arthrose, Gicht,

Herzrhythmusstörungen, Osteoporose und Hauterkrankungen wie Neurodermitis entstehen.

Ob eine Übersäuerung des Körpers vorliegt, lässt sich mit einem pH-Test feststellen. Dafür wird Blut abgenommen und geschaut, wie hoch der pH-Wert ist.

Durch den Säure-Basen-Haushalt werden im Organismus Mechanismen ausgelöst. Sie regulieren den pH-Wert, damit die Entgiftungsorgane und vor allen Dingen die Leber chemische Stoffwechselvorgänge verlässlich durchführen können. Dafür muss der pH-Wert im Blut leicht basenlastig sein. Werte von 7,36 und 7,44 im Blut sind dabei völlig in Ordnung.

Durch die Nahrungsmittelzufuhr und den Stoffwechsel entstehen immer wieder hohe Belastungen für den Organismus, da zu viel Säure bei der Verstoffwechselung erzeugt werden. Durch die körpereigenen, basischen Puffer wird ein Säureüberschuss neutralisiert und aus dem Körper abgeleitet. Die Ableitung erfolgt nicht nur über die Nieren und Harnwege, sondern auch über die Haut und die Atemluft.

Wer sich ungesund ernährt, belastet den Stoffwechsel extrem mit Giftstoffen, Säuren und Schlacken. Einmal genauer die Essgewohnheiten betrachtet, kommt schnell der Gedanke auf, dass regelmäßig Wurst, Käse, Fertiggerichte, Fastfood, Backwaren, Süßigkeiten und Speisen mit einem hohen Anteil an Einfachzucker gegessen wird. Zudem bekommt der Körper durch Alkohol und Nikotin weitere Giftstoffe geliefert.

So köstlich diese Lebensmittel auch im ersten Augenblick sein mögen, dem Körper geben Sie damit aber nicht die wichtigen Nährstoffe, die er für die Gesunderhaltung der Organe braucht. Darum muss ein Umdenken stattfinden. Sie sollten sich darauf konzentrieren, dem Körper alle wichtigen Nährstoffe zu geben, um ihn gesund zu erhalten.

Was braucht der Körper für einen gut funktionierenden Stoffwechsel?

Damit sich der Organismus optimal gegen eine Übersäuerung und gegen Gifte sowie Schlacken wehren kann, benötigt er die bereits erwähnten basischen Puffer, mit denen er Säuren neutralisiert, die bei der Verdauung und Verstoffwechselung entstehen. Das ist notwendig, weil diese nicht so einfach ausgeschieden werden können. Sie haben eine ätzende Wirkung, greifen die Zellen der Organe an und müssen daher zuerst neutralisiert werden.

Dafür nutzt der Organismus verschiedene Substanzen, die er als basischen Puffer verwendet. Die Neutralisierung der Säuren gelingt ihm mit basischen Mineralstoffen wie Magnesium, Kalium, Natriumhydrogencarbonat und Calcium. Diese Mineralstoffe haben unendlich viele Aufgaben zu erledigen, die für einen gesunden Körper wichtig sind. Werden dem Körper überwiegend säurehaltige Lebensmittel zugeführt, geht der Organismus an diese Reserven, um den Stoffwechsel zu unterstützen. An anderer Stelle fehlen sie anschließend und es entsteht ein Nährstoffmangel.

Bei einer gesunden, ausgewogenen Ernährung, würde ein zeitweise auftretender Mangel an Mineralstoffen keine große Rolle spielen. Doch leider setzen Sie Ihren Körper immer und immer wieder, mehrmals am Tag, Situationen und einer Ernährungsweise aus, die dem Organismus wertvolle, lebensnotwendige Mineralstoffe entzieht.

In der heutigen Zeit und bei der oftmals genutzten Ernährungsweise sind Mineralstoffe eher Mangelware. Ungehindert können sich Säuren bilden, die der Körper mit Puffersubstanzen und Mineralstoffen neutralisieren muss, damit der Säure-Basen-Haushalt im Gleichgewicht bleibt.

Leider liefern Sie ihm durch die übliche Ernährung nicht die Menge, die er für die Neutralisierung der Säuren benötigt. Es kommt zu einer Negativbelastung der Entgiftungsorgane, die großen Schaden anrichtet. Zusätzlich wirkt sich der Mineralstoffmangel auf Zähne, Knochen und die Blutgefäße aus. Es entstehen Karies, brüchige Fingernägel, Osteoporose, chronische Müdigkeit, Schlafprobleme und weitere Erkrankungen, die eine nachhaltige Wirkung auf das eigene Lebensgefühl haben. Ihr Körper ist nur noch damit beschäftigt, Säuren zu neutralisieren und einen gesunden pH-Wert im Blut zu schaffen.

Folgen einer Übersäuerung des Körpers

Die Übersäuerung führt dazu, dass der Körper viele Fettzellen anlegt, weil diese einen guten Schutz für die inneren Organe gegen die Schlacken der Säuren darstellen. So kann es sein, dass jegliche Gewichtsreduktion scheitert, weil der Körper übersäuert ist. Das Ungleichgewicht von Basen und Säuren macht jeden Diätversuch wertlos und verhindert, dass der Wunsch auf einen dauerhaften Gewichtsverlust in Erfüllung geht. Durch die veränderte Ernährungsweise bei einer

Diät, nehmen Sie dem Körper jegliche Chancen, die Organe vor den ätzenden Säuren zu schützen.

Eine Übersäuerung hat schlimme Folgen für den Körper und beeinflusst die Gesunderhaltung nachhaltig. Die Schlacken der Säuren

- lagern sich im feinen Kapillarsystem der Blutgefäße ab, die sich im ganzen Körper sowie in den Organen befinden, schränken die Durchblutung ein und verhindern, dass wichtige Nährstoffe im Körper optimal verteilt werden,
- sorgen dafür, dass Blutgefäße verstopfen, führen zu Bluthochdruck und zu damit verbundenen Herz-Kreislauf-Erkrankungen,
- bilden Steine in Blase, Galle und in den Nieren, die sehr schmerzhaft sind,
- lagern sich im Haarboden ab und sorgen dafür, dass die Haare ausfallen,
- setzen sich zwischen Haut und Zellen fest, wodurch Falten, Altersflecken und Cellulite entstehen,
- blockieren die Gelenke, wodurch große Schmerzen erzeugt werden,
- behindern die Entgiftungsorgane bei der Arbeit und führen zu einer großen Belastung des Entgiftungssystems.

Kaffee, ein Säurebilder in Ihrem Körper?

Kaffee ist in Ihrem Körper auch für die Säurebildung verantwortlich. Allerdings muss dabei die allumfassende Wirkung auf den Organismus und die explizite Wirkung auf den Magen gesehen werden. Für den Gesamtorganismus wirkt er nicht säurebildend, sondern sogar leicht basisch.

Der PRAL-Faktor, also der potenzierte Säurebelastungswert liegt gerade einmal bei -1,4 in den Nieren. Stellt sich der PRAL-Faktor wie bei Kaffee als negativer Wert dar, handelt es sich dabei um einen basenbildenden Wert. Dementsprechend stimmt die Aussage nicht, dass Kaffee zur Übersäuerung des Gesamtorganismus führt.

Anders sieht es aber in Bezug auf den Magen aus, da Kaffee die Säureproduktion im Magen ankurbelt. Das führt letztendlich zur Übersäuerung. Zusätzliche Faktoren wie Alkohol, bestimmte Medikamente und Nikotin stören das Gleichgewicht zwischen Säuren und Basen. Die Schleimhäute des Magens, Zwölffingerdarms und der Speiseröhre werden durch die Säuren sehr stark belastet. Es kommt zu:

- Gastritis (Magenentzündungen)
- Geschwüren im Zwölffingerdarm
- Entzündungen der Speiseröhre, weil Magensäure zurückfließt

Entstehende Magengeschwüre können zwar auch genetisch bedingt sein, doch bei einer Schädigung des Magens und bei akuten Prozessen kommt es zu Sodbrennen, Druckgefühl oder sogar Schmerzen, die sehr stark ausfallen können. Übelkeit und erbrechen gehen nicht selten mit Magenproblemen durch Übersäuerung einher.

Um der Übersäuerung durch Kaffee entgegenzuwirken und die Leber zu entgiften, sollten Sie ganz auf Kaffee verzichten und auf grünen Tee zurückgreifen. Wer zum Kaffee ein Glas Wasser trinkt, wirkt der Übersäuerung und Schlackenbildung entgegen.

Um einer Übersäuerung entgegenzuwirken, sollte sich einmal die Ernährungsweise unserer Vorfahren angeschaut werden. So ist für die Ernährung der Steinzeitmenschen ein Basenüberschuss charakteristisch, obwohl die Nahrung sehr proteinhaltig war. Ausschlaggebend für einen gesunden Säure-Basen-Haushalt ist die richtige Kombination. Denn neben vielen Proteinen gehören zu dieser Ernährungsweise pflanzliche, basisch wirkende Nahrungsmittel, die für einen gesunden Ausgleich sorgen. Die basische Ernährung ist der Ernährung der Steinzeitmenschen sehr ähnlich. Ein verhältnismäßig hoher Verzehr von Eiweiß ist für die heutige Ernährung kennzeichnend. Allerdings wird oftmals auf Gemüse, Salat und Obst verzichtet. Sie wirken basisch und verhindern eine Übersäuerung.

Basische Ernährung für innere Ausgewogenheit und Entgiftung der Organe

Mit der Umstellung auf eine basische Ernährung gelingt es Ihnen, die Entgiftungsorgane und vor allen Dingen die Leber zu entlasten. Gleichzeitig kommt der Säure-Basen-Haushalt wieder ins Gleichgewicht. Es wird im Körper ein Milieu geschaffen, das Pilzen und schlechten Bakterien gar nicht gefällt. Ein ausgeglichener Säure-Basen-Haushalt ist die optimale Basis für Mikroorganismen, die einen positiven Effekt auf die Gesundheit haben. Darüber hinaus wird dadurch das

Immunsystem gestärkt. Eine Entsäuerung und Entlastung der Leber erreichen Sie durch die Umstellung auf eine basische Ernährung.

Durch die geringere Belastung des Organismus kann sich die Leber wieder den wichtigen Aufgaben widmen und Schlacken, sowie Giftstoffe aus dem Körper ausleiten. Gleichzeitig stellt die neue Ernährung sicher, dass der Körper mit allen wichtigen Spurenelementen und Mineralstoffen versorgt wird. Er hat jetzt keinen Grund mehr, Fette abzuspeichern und in der Leber abzulagern, da weder Säuren, noch Gifte vorhanden sind, die den Organismus schädigen. Die Fettablagerungen schmelzen und nehmen gleich alle eingelagerten Toxine, Schlacken, Giftstoffe und Säuren mit.

Die veränderte Ernährungsweise hat zur Folge, dass Sie Ihre alte Energie zurückbekommen. Sie fühlen sich fitter, sind wacher, haben eine hohe Konzentrationsfähigkeit und fühlen sich wieder richtig wohl in Ihrer Haut. Durch das Entgiften der Leber wirken Sie chronischen Erkrankungen, Alterserscheinungen und Zivilisationskrankheiten entgegen.

Lebensmittel für einen gesunden Organismus

Das Grundprinzip der basischen Ernährung beruht darauf, dass der Körper basische Mineral-, Nähr- und Vitalstoffe bekommt, die er benötigt und leicht aufnehmen kann, um ein gesundes Gleichgewicht zwischen Säuren und Basen herzustellen. Durch eine Umstellung auf die basische Ernährungsform schützen Sie den Organismus vor sauren Rückständen, die während des Stoffwechsels entstehen.

Somit ergibt sich ein harmonisches Gleichgewicht im ganzen Körper, welches einen gesunden pH-Wert bereitstellt.

Das Ziel der basischen Ernährung ist mehr Gesundheit, mehr Tatkraft, mehr Lebensfreude, sodass Sie sich deutlich besser, fitter und gesünder fühlen. Bei der Ernährungsumstellung kommen überwiegend basische Lebensmittel zum Einsatz.

Vermieden sollten Sie alle Lebensmittel, die Säuren bilden. Jetzt stellen Sie sich sicherlich die Frage, welche Lebensmittel basisch sind. Es gibt Obst, Gemüse, Kräuter, Sprossen, Pilze und Getränke, die eine basische Wirkung haben. Sie werden erstaunt sein, womit Sie Ihren Körper entschlacken und die Leber entgiften können. Daraus lassen sich köstliche Gerichte kreieren und für zwischendurch leckeres Naschwerk herstellen.

Basische Obstsorten

Äpfel, Bananen, Erdbeeren, Mangos, Orangen, Zitronen, Weintrauben, Kiwi, Mandarinen, Trockenfrüchte, Stachelbeeren, Mirabellen, Melone, frische Datteln, Feigen, Heidelbeeren, Himbeeren, Ananas, Kirschen, Sternfrucht, Quitten, Pflaumen

Basische Gemüsesorten

Gurken, frische Erbsen, Kartoffeln, Brokkoli, Tomaten, weiße Bohnen, Zucchini, Mangold, Karotten, Spargel,

Brechbohnen, Paprika, Rosenkohl, Rotkohl, Spinat, Süßkartoffeln, Wirsing, Auberginen, Artischocken

Basische Pilze, Sprossen und Kräuter

Champignon, Steinpilze, Trüffel, Pfifferlinge, Morchel, Austernpilze, Radieschen-Sprossen, Brokkoli-Sprossen, Schnittlauch, Petersilie, Pfeffer, Chilischoten, Oregano, Muskatnuss, Dill, Koriander, Thymian, Rosmarin, Nelken, Pfefferminze

Basische Getränke

Kräuter- und Früchtetees ungesüßt, Wasser, Wasser mit Zitrone oder Apfelessig, Gemüsesäfte und Smoothies ohne Zucker oder Milch.

Zu den ausgewogenen und guten Lebensmitteln, die Säuren bilden gehören:

- Roggen
- Gerste
- Dinkel
- Mais
- Quinoa
- Amarant
- Buchweizen
- Bohnen
- Kichererbsen
- Sojabohnen
- Tofu
- Mohn
- Nüsse
- Leinsamen
- Hanf
- Kürbiskerne
- Kakao

- Rohkakao
- Sesam und
- Fermentierte Sojaprodukte wie Tempeh und Miso

Zu den **säurebildenden Lebensmitteln**, die dem Organismus schaden, gehören:

- Fleisch
- Meeresfrüchte
- Fisch
- Milch
- Milchprodukte
- Weizenmehlprodukte
- Koffein
- Fertiggerichte
- Fertigsoßen
- gehärtete Fette
- Eier
- Softdrinks
- Alkohol

Werden nur noch Lebensmittel verwendet, die den Organismus nicht Übersäuern, entlasten Sie damit die Entgiftungsorgane, schaffen eine Reinigung der Leber und bringen den Säure-Basen-Haushalt wieder ins Gleichgewicht. Folglich stellt sich wieder ein ausgeglichenes Verhältnis in Ihrem Körper ein, welches jederzeit dafür sorgt, dass die Organe richtig und trotzdem entspannt der eigentlichen Arbeit nachgehen können. Es stellt sich ein gesunder pH-Wert ein, sodass das Blut wieder alle wichtigen Nährstoffe im Körper verteilen und Reserven anlegen kann. Arbeiten die Entgiftungsorgane optimal, wird sich das positiv auf das Bindegewebe, den

Dünndarm, die Lymphknoten, die Leber, Nieren, Galle, Darm, die Haut und weitere Organe auswirken.

Um ein optimales Niveau im Körper zu erreichen, werden nur hochwertige Fette und Öle, wie beispielsweise Hanföl, Butter, Kürbiskernöl, Kokosöl und Olivenöl verwendet. Sie zählen zu den neutralen Lebensmitteln und belasten den Organismus nicht. Gute Säurebilder sind zudem Nüsse, Ölsaaten und Samen, die Sie über Nacht einweichen. Damit wird der Säuregehalt gesenkt. Bei der Umstellung auf die basische Ernährung sollte darauf geachtet werden, dass sie basisch und gesund ist. Das klingt vielleicht im ersten Moment verwirrend, da grundsätzlich die Annahme vorherrscht, dass basisch gleich gesund ist. Mitunter ist das aber ein Trugschluss. Wer sich einmal mit den verschiedenen Säure-Basen-Tabellen auseinandersetzt, die nach hochwissenschaftlichen und analytischen Maßstäben erstellt wurden, wird schnell erkennen, dass dort als basische Lebensmittel Marmelade, Eis, Bier und Wein aufgeführt werden. Auch wenn sich das zuerst einmal gut anhört, sind genau diese Leckereien leider eher kontraproduktiv, um den Körper wieder ins Gleichgewicht zu bringen und die Leber nicht mit zu vielen Giftstoffen und Schlacken zu belasten.

Um das Basen-Potenzial eines Lebensmittels herauszufinden, wird diese verbrannt und anschließend die Asche untersucht, um festzustellen, wie sauer oder basisch die Lebensmittel sind. Dabei imitiert das Verbrennen den Prozess der Verdauung im Körper. Die beiden Aspekte sind aber nicht ausreichend, um das tatsächliche Potenzial des Lebensmittels festzustellen. Damit ein Lebensmittel wirklich als basisch bezeichnet werden kann, reichen nicht nur diese beiden Bereiche aus.

Vielmehr müssen sie in acht unterschiedlichen Bereichen eine basische Wirkung erzielen.

Dementsprechend müssen basische Lebensmittel, die gut für den Organismus sind und dabei unterstützen, die Leber zu entgiften, folgende Merkmale vorweisen:

- sie müssen reich an Basen sein und basisch wirkende Mineralien enthalten
- sie dürfen kaum säurebildende Aminosäuren wie Cystein und Methionin enthalten
- sie müssen die körpereigene Bildung von Basen unterstützen
- sie hinterlassen keine Schlacken und Giftstoffe bei der Verstoffwechselung
- sie verfügen über wichtige Stoffe wie Antioxidantien, sekundäre Pflanzenstoffe und Vitamine
- sie haben einen hohen Wassergehalt
- sie enthalten Vitalstoffe, die entzündungshemmend wirken
- sie stabilisieren die Darmflora, halten den Darm gesund und entlasten die Leber

Der Unterschied zwischen basisch und Basenüberschuss

Wird eine optimal abgestimmte, basische Ernährungsweise gewählt, stehen nur Lebensmittel auf Ihrem Ernährungsplan, die zu 100 Prozent basisch sind. Sie sind die perfekte Wahl für die Darmreinigung, Leber entgiften, entschlacken und den Körper zu entsäuern.

Diese Ernährungsweise begrenzt sich nur auf einen bestimmten Zeitraum und kommt als vorübergehende Kur zum Einsatz. Nach der Kur ist der Körper und Organismus über einen bestimmten Zeitraum gereinigt, entgiftet, entschlackt und wieder frei von Stoffen, die belastend auf die Leber und anderen Entgiftungsorgane wirken. Damit der Körper in diesem sauberen Zustand bleibt, wählen Sie nach Beendigung der Leberreinigung eine basenüberschüssige Ernährung. Sie stellen damit die Power und Kraft bereit, die der Organismus für die Gesunderhaltung benötigt. Anstelle der 100 Prozent basischen Lebensmittel verwenden Sie auch säurebildende, in einem Verhältnis von 70 bis 80 Prozent basisch und 20 bis 30 Prozent säurebildend.

Wichtig:
Greifen Sie zu gesunden, säurebildenden Nahrungsmitteln!

Eine Ernährung im Basenüberschuss lässt sich dauerhaft durchführen. Dadurch führen Sie Ihrem Körper auf Dauer eine hohe Mikronährstoff- und Nährstoffdichte zu.

Der Organismus bekommt damit alles, was er für die Gesunderhaltung der Entgiftungsorgane braucht und kann dadurch eine optimale Vital- und Nährstoffversorgung sicherstellen.

Ernährung umstellen und gesünder leben

Das einzige, was Sie für eine gesunde Ernährung tun müssen, ist Ihre Essgewohnheiten überdenken und schlechte Lebensmittel gegen gute, gesunde austauschen. Das hört sich schwierig an? Nein, schwierig ist es gar nicht. Denn bei einem genauen Blick auf die Ernährung fällt Ihnen sofort auf, was Sie verändern und durch gute Lebensmittel ersetzen können. Sie müssen nur den wirklichen Wunsch haben, Ihren Körper besser zu behandeln und ihm alle wichtigen Vital- und Nährstoffe zu geben, damit er sich gesund erhalten kann. Anstelle von Fertiggerichten gibt es ab jetzt unterschiedliche Gemüsesorten und Salate, die Ihre Leber entgiften, den Darm reinigen und dem Organismus wichtige Nährstoffe liefern. Durch verschiedene Zubereitungsvarianten zaubern Sie immer wieder neue Geschmackskompositionen. Als Beilage dienen Kartoffeln oder Maroni. Zum Frühstück oder zwischendurch ist ein grüner Smoothie ideal. Er schmeckt nicht nur gut, sondern liefert Ihrem Körper viele wichtige Nährstoffe für die Gesunderhaltung.

Herkömmliche Getreideprodukte lassen sich sehr gut gegen Quinoa, Hirse oder Buchweizen austauschen. Wer nicht auf Pasta und Reis verzichten möchte, greift zu Nudeln aus Hirse, Mais oder Buchweizen.

Stellen Sie aus Sonnenblumenkernen, Kürbiskernen und Nüssen Bratlinge her. Sie sind ein leckerer Fleisch- und Fischersatz.

Heißhunger auf Süßigkeiten lässt sich bequem mit dem maßvollen Genuss von Obst stillen. Damit diese gut vertragen werden, sollten sie nicht auf nüchternen Magen gegessen werden. Herkömmlicher Essig wird ab jetzt durch Zitrone und Apfelessig ersetzt. Es gibt so unendlich viele Lebensmittel, die Ihren Körper gesund erhalten und gleichzeitig dafür sorgen, dass sich keine Giftstoffe mehr in der Leber ablagern und diese schädigen.

Gesunde, ausgewogene Ernährung für einen gut funktionierenden Organismus bedeutet gleichzeitig, dass Sie sich die Zeit nehmen selber zu kochen. Sagen Sie jetzt nicht, dass Sie dafür keine Zeit haben. Selbst bei einem stressigen Arbeitsalltag und hohen Anforderungen, die durch die Familie gestellt werden, gibt es Zeit, die Sie für die Gesunderhaltung Ihres Körpers verwenden können. Vielleicht ist es nötig, das Zeitmanagement einmal zu überprüfen und die eigenen Gewohnheiten genauer unter die Lupe zu nehmen. Machen Sie es sich zur Gewohnheit, jeden Tag etwas Köstliches zu kochen und diese Gerichte mit Genuss zu verzehren. Einmal wieder damit angefangen selbst in der Küche zu stehen und neue Gerichte auszuprobieren, bringt Ihnen nicht nur einen gesunden Organismus, sondern auch Zeit zum Entspannen und den Tag in Ruhe noch einmal gedanklich durchzugehen. Basische Gerichte sind nicht schwer herzustellen und lassen sich in der Praxis sehr gut umsetzen.

- Wer gerne Suppen isst, verwendet Kartoffeln, Kürbis oder Steckrüben als Basis. In Gemüsebrühe wird Gemüse gekocht und anschließend mit dem Pürierstab zu einer cremigen Konsistenz verarbeitet. Zum Würzen nehmen Sie frische Kräuter und Pfeffer.
- Anstelle von Sahne und Milchprodukten verwenden Sie zum Verfeinern von Speisen zum Beispiel Kürbiskern- oder Sesamöl.
- Frische Kräuter sind in der basischen Küche ein fester Bestandteil und peppen jedes Gericht auf. Im Garten oder auf dem Balkon gibt es bestimmt ein Plätzchen, wo Sie einen kleinen Kräutergarten anlegen können. Damit sind Sie immer bestens ausgestattet und können eigene Kräuterkreationen zusammenstellen, die den Speisen den letzten Schliff geben.
- Cremige Soßen und Salatdressings zaubern Sie mit Nussmus. Achten Sie aber beim Kauf darauf, dass kein zusätzlicher Zucker enthalten ist, da Sie damit die Wirkung der basischen Ernährung beeinträchtigen.

Experten raten dazu, dass an einem Tag in der Woche besonders viele basische Nahrungsmittel zu sich genommen werden sollten. Bei der Zusammenstellung eines basischen Ernährungsplans sollte an diesem Tag eine

Basenbrühe aus Kartoffeln, Möhren, Knollensellerie und Ingwer gegessen werden.

So fühlen Sie sich nach dem Leber entgiften

Sie haben sich endlich dazu entschlossen, dass Sie Ihre Leber entgiften wollen, um Müdigkeit, Abgeschlagenheit, Antriebsschwäche, Verdauungsproblemen wie Blähungen und Völlegefühl, hohen Blutfettwerten, rätselhaften Rückenschmerzen und Juckreiz, unreiner Haut und Kopfschmerzen den Kampf anzusagen? Dann sollte Ihnen nicht vorenthalten werden, welche Wirkung sich durch die Kombination aus Darmreinigung und Leber entgiften einstellen wird, wenn Sie eine Entgiftungskur durchführen. Schon bald spüren Sie, dass es Ihrem Körper immer besser geht und Sie sich wieder wohl in Ihrer Haut fühlen. Eine gesunde, optimal arbeitende Leber hat einen großen Einfluss auf Ihre Gesundheit und das allgemeine Wohlbefinden.

- Sie fühlen sich fitter und haben mehr Kraft sowie Energie, um sich den Herausforderungen im Alltag zu stellen.
- Die Schmerzen im Rücken, Kopf und den Nebenhöhlen sind nicht mehr vorhanden.
- Es stellt sich ein reineres Hautbild ein.
- Sie merken, dass sich Ihre Stimmung verbessert, weil die Giftstoffe und Schlacken Ihre Psyche nicht mehr belasten.
- Sie haben wieder die alte, gewohnte Konzentrationsfähigkeit.
- Ihr Immunsystem ist gestärkt und kann sich sehr gut gegen das Risiko von Infekten wehren.

- Ihr Verdauungssystem arbeitet hervorragend und mit einer präzisen Regelmäßigkeit.

- Durch das Entgiften der Leber und die Darmreinigung entlasten Sie auch Galle, Nieren und weitere Organe, die durch die nicht verarbeiteten Giftstoffe und Schlacken in Ihrer Arbeitsweise beeinflusst wurden.

- Ihr Blut ist wieder sauber und kann wichtige Nähr- und Vitalstoffe dort hintransportieren, wo diese nötig gebraucht werden.

- Adern und das Kapillarsystem ermöglichen wieder einen optimalen Blutfluss und freie Transportwege für die Gesunderhaltung Ihres Körpers.

Diese Argumente sind es doch wert, einmal über die bisherige Lebensweise nachzudenken, die Leber zu entgiften und mit einem neuen Lebensplan durchzustarten.

Sandra Baulich

20 Rezepte zum Entgiften der Leber

Dinkel-Avocado-Pizza

Menge: *6 Portionen*

Gesamtzeit: *40 Minuten*

Zutaten

Dinkelmehl | 400 Gramm

Backpulver | 170 Gramm (1 Päckchen)

Quark | 250 Gramm

Olivenöl | 9 Esslöffel

Eier | Anzahl 3

Salz | nach Belieben

Zitronensaft | ein wenig

Oregano | nach Belieben

Avocado | Anzahl 2

Knoblauch | 2 Zehen

Champignons | 100 Gramm

Zwiebel | Anzahl 1

Kochschinken | 100 Gramm

Käse (geraspelt) | 1 Handvoll

Zucchini | Anzahl 1

Tomaten | 300 Gramm

◆ 556 kcal

◆ 53g Kohlenhydrate

◆ 24g Eiweiß

◆ 27g Fett

Zubereitung

Kümmern Sie sich zunächst um den Teig der Pizza.

Geben Sie hierfür 7 Esslöffel Olivenöl zusammen mit dem Quark, einer Prise Salz, den Eiern, dem Backpulver und dem Dinkelmehl in eine große Schüssel. Das ganze mit den Händen verkneten und 15 Minuten lang ruhen lassen. Heizen Sie Ihren Backofen auf 200 Grad vor und legen Sie ein Backblech mit Backpapier aus. Nun wird der Teig auf einer bemehlten Arbeitsfläche ausgerollt, sowie anschließend auf das Blech gelegt. Sobald Sie dies erledigt haben, können Sie mit der Zubereitung der Soße weitermachen. Die Avocados halbieren, entkernen und deren Fruchtfleisch in eine Schüssel geben. Geben Sie in diese Schüssel nun einen Spritzer Zitronensaft, 2 Esslöffel Olivenöl, 2 Zehen Knoblauch, etwas Oregano sowie 1 Esslöffel Wasser und verrühren Sie all diese Zutaten mithilfe eines Handmixers miteinander. Die daraus entstandene Soße wird auf der Pizza verteilt. Als Nächstes geht es an den Belag für die Pizza. Die Champignons sowie die Tomaten, die Zwiebel und die Zucchini werden gewaschen und in kleine Streifen geschnitten.

Geben Sie die Streifen zusammen mit dem Kochschinken und einer Handvoll des geriebenen Käses auf die Pizza.

15 Minuten lang im vorgeheizten Backofen fertig backen und genießen! Tipp: Sollten Sie Käseliebhaber sein, verwenden Sie einfach eine größere Menge an geriebenem Käse!

Gefüllte Avocados

Menge: 2 Portionen

Gesamtzeit: 10 Minuten

Zutaten

Basilikum | 2 Esslöffel

Zwiebeln (fein gehackt) | 1 Esslöffel

Avocado | Anzahl 1

Tomate | Anzahl 1

Balsamico-Essig | 2 Esslöffel

Knoblauch (fein gehackt) | nach Belieben

Pinienkerne | nach Belieben

Salz | nach Belieben

Pfeffer | nach Belieben

Parmesan (gerieben) | ein wenig

◈ 260 kcal

◈ 10g Kohlenhydrate

◈ 6g Eiweiß

◈ 20g Fett

Zubereitung

Schneiden Sie zunächst die Avocado ihrer Länge nach
durch und lösen Sie den Kern heraus. Beide Hälften
werden nun gesalzen und gepfeffert. Die Pinienkerne
werden in einer Pfanne ohne Fett leicht angeröstet. Nun
werden die Tomaten gewaschen und in kleine Stücke ohne
Stielansatz geschnitten. Geben Sie die gehackte Zwiebel
zusammen mit den Tomatenstücken und dem Basilikum in
die Mulden der Avocado Hälften und träufeln Sie den
Balsamico-Essig darüber. Nun müssen die Hälften nur
noch mit dem Parmesan sowie den Pinienkernen bestreut
und anschließend serviert werden. Guten Appetit!

Brokkoli-Blumenkohl-Curry

Menge: *1 Portion*

Gesamtzeit: *20 Minuten*

Zutaten

Blumenkohl | 100 Gramm

Rapsöl | 1 Esslöffel

Hähnchenbrustfilet | 100 Gramm

Gemüsebrühe | 100 Milliliter

Brokkoli | 100 Gramm

Kokosmilch | 100 Milliliter

Currypulver | 1 Esslöffel

◆ 463 kcal

◆ 10g Kohlenhydrate

◆ 30g Eiweiß

◆ 34g Fett

Zubereitung

Zunächst muss das Fleisch gewaschen, trocken getupft und gewürfelt werden. Das Gemüse wird ebenfalls gewaschen und geputzt, allerdings wird es nicht in Würfel geschnitten, sondern in Röschen geteilt. Tipp: Wenn Sie möchten, können Sie anstelle von frischem Gemüse auch einfach Tiefkühlgemüse verwenden. Erhitzen Sie nun das Rapsöl in einer großen Pfanne, braten Sie die Fleischwürfel darin an und geben Sie anschließend das Gemüse hinzu. Das ganze noch einmal kurz anbraten und das Currypulver unterrühren. Als Nächstes werden sowohl die Kokosmilch als auch die Gemüsebrühe hinzugegeben. Lassen Sie das ganze 10 Minuten lang köcheln. Falls gewünscht noch einmal mit Salz abschmecken. Fertig!

Blumenkohl-Pizza

Menge: 2 Portionen

Gesamtzeit: 20 Minuten

Zutaten

Blumenkohl | 220 Gramm

Knoblauch | 1 Zehe

Ei | Anzahl 1

Salz | nach Belieben

Käse | 180 Gramm

Kräuter (italienisch) | 1 Teelöffel

Tomaten (passiert) | 1 Tetrapak

- 480 kcal

- 12g Kohlenhydrate

- 51g Eiweiß

- 23g Fett

Zubereitung

Kümmern Sie sich als Erstes um den Pizzateig. Hierfür zunächst den Blumenkohl mithilfe eines Mixers oder einer Reibe zerkleinern, bis eine Ähnlichkeit mit Grieß zu erkennen ist. Lassen Sie den Blumenkohl für 8 Minuten in einem Dampfgarer vorgaren. Alternativ können Sie auch eine Mikrowelle verwenden, in diesem Fall auf 600 Watt einstellen! Der Backofen muss auf 180 Grad vorgeheizt werden. Den Käse raspeln und den Knoblauch hacken. Vermischen Sie den Blumenkohl mit dem Ei, dem Käse, dem Knoblauch, den Gewürzen sowie einer Prise Salz. Diese Masse wird nun auf ein mit Backpapier belegtes Backblech verteilt und etwa 15 Minuten lang gebacken.

Sobald der Pizzaboden leicht braun geworden ist, ist die Backzeit vorüber. Als Nächstes kommt der Belag. Zunächst die passierten Tomaten auf dem Pizzaboden verteilen. Verwenden Sie beliebige Beläge, um die Pizza weiter zu verfeinern, häufig verwendete Beispiele wären Kochschinken oder Salami. Beachten Sie jedoch, dass die hier angegebenen Nährwerte je nach Wahl Ihres Belages leicht abweichen! Zum Schluss muss nur noch der Reibkäse auf der Pizza verteilt werden, bevor diese für 10 Minuten in den Ofen kommt. Fertig!

Lauch-Champignon-Suppe

Menge: *4 Portionen*

Gesamtzeit: *20 Minuten*

Zutaten

Geflügelbrühe | 800 Milliliter

Lauch | 2 Stangen

Rapsöl | 1 Esslöffel

Petersilie | nach Belieben

Champignons | 300 Gramm

Kondensmilch | 200 Milliliter

Salz | nach Belieben

Pfeffer | nach Belieben

◈ 113 kcal

◈ 8g Kohlenhydrate

◈ 8g Eiweiß

◈ 5g Fett

Zubereitung

Der Lauch wird geputzt und längs durchgeschnitten. Waschen Sie ihn gründlich und schneiden Sie ihn in Streifen. Nun wird der Lauch bei leichter Hitze in Öl angedünstet, anschließend mit der Geflügelbrühe ablöschen. Die Champignons werden geputzt, gewaschen und in Scheiben geschnitten. Legen Sie ein paar Scheiben beiseite, geben Sie die restlichen zum Lauch dazu und lassen Sie das Ganze, ebenfalls nur bei leichter Hitze, 10 Minuten lang ziehen. Als Nächstes wird die Kondensmilch hinzugefügt und püriert.

Tipp: Falls Sie keine Kondensmilch verwenden möchten, finden Sie mit 100g Schmelzkäse einen guten Ersatz!

Beachten Sie jedoch, dass sich die hier angegebenen Nährwerte durch den Tausch von Zutaten leicht verändern.

Die Petersilie wird gewaschen, gehackt, sowie ebenfalls untergerührt. Nun nur noch die restlichen Champignons hinzufügen und mit Salz und Pfeffer abschmecken. Fertig!

Hähnchen mit Couscous

Menge: 4 Portionen

Gesamtzeit: 25 Minuten

Zutaten

Knoblauch | 2 Zehen

Möhren | Anzahl 4

Hähnchenfilets | Anzahl 4

Knollensellerie | 200 Gramm

Zwiebel | Anzahl 4

Couscous | 100 Gramm

Salz | nach Belieben

Pfeffer | nach Belieben

Olivenöl | 2 Esslöffel

Koriander | nach Belieben

Gemüsebrühe | 600 Milliliter

Petersilie | 6 Stiele

Kümmel | nach Belieben

◈ 360 kcal

◈ 29g Kohlenhydrate

◈ 36g Eiweiß

◈ 11g Fett

Zubereitung

Zunächst werden die Hähnchenbrustfilets gewaschen, trocken getupft und in Würfel geschnitten. Sowohl die Zwiebeln als auch den Knoblauch schälen und in

Würfel schneiden. Sellerie und Möhren putzen, schälen und ebenfalls würfeln. Erhitzen Sie das Öl in einem Topf und dünsten Sie darin das Hähnchenfleisch rundum an. Als Nächstes das Gemüse hinzufügen und das ganze 6 Minuten lang garen lassen. Couscous hinzufügen und kurz andünsten. Löschen Sie alles mit der Brühe ab und lassen Sie die Zutaten noch einmal 10 Minuten lang garen. In der Zwischenzeit können Sie bereits die Petersilie waschen, trocken schütteln, dessen Blätter abzupfen sowie fein hacken. Zum Schluss nur noch einmal mit Salz und Pfeffer abschmecken. Fertig!

Champignons (gefüllt)

Menge: 2 Portionen

Gesamtzeit: 40 Minuten

Zutaten

Knoblauch | 1 Zehe

Riesenchampignons | Anzahl 6

Ingwer | Anzahl 1

Tomaten | Anzahl 2

Zwiebel | Anzahl 1

Zucchini | Anzahl 1

Salz | nach Belieben

Pfeffer | nach Belieben

Rapsöl | 2 Esslöffel

Käse (gerieben) | 50 Gramm

Koriandergrün | ein wenig

◆ 214 kcal

◆ 5g Kohlenhydrate

◆ 12g Eiweiß

◆ 16g Fett

Zubereitung

Heizen Sie zunächst Ihren Backofen auf 200 Grad Ober-
und Unterhitze vor. Nun die Champignons waschen sowie
deren Stiele herausdrehen. Knoblauch, Zwiebel und
Ingwer schälen und zusammen mit den Champignon
Stielen fein hacken. Als Nächstes die Zucchini waschen,
halbieren, deren Mittelstrunk entfernen und das Gemüse
fein würfeln. Die Tomaten werden gewaschen, halbiert,
entkernt und das Fruchtfleisch wird ebenfalls gewürfelt.
Den Koriander waschen, trocken tupfen und hacken.

Erhitzen Sie 1 Esslöffel des Olivenöls in einer Pfanne und

dünsten Sie darin die Zwiebel zusammen mit dem

Knoblauch, den Champignonstielen, den Zucchiniwürfeln

und dem Ingwer 10 Minuten lang an. Am Ende der Garzeit

werden die Tomatenwürfel untergehoben. Schmecken Sie

das Ganze mit Salz, Pfeffer sowie dem Koriandergrün ab

und fetten Sie eine Auflaufform ein. Nun werden die

Champignonköpfe mit der Öffnung nach oben

hineingesetzt. Füllen Sie die Gemüsefüllung in die

Champignons und bestreuen Sie sie mit dem Käse. Zum

Schluss muss das Gericht nur noch für 15-20 Minuten im

vorgeheizten Ofen garen. Fertig!

Gefüllte Grilltomaten

Menge: 2 Portionen

Gesamtzeit: 20 Minuten

Zutaten

Fleischtomaten | Anzahl 4

Thymian | 1 Zweig

Rosmarin | 1 Zweig

Olivenöl | 2 Esslöffel

Feta | 200 Gramm

Salz | nach Belieben

Pfeffer | nach Belieben

◈ 500 kcal

◈ 8g Kohlenhydrate

◈ 19g Eiweiß

◈ 43g Fett

Zubereitung

Zunächst müssen Sie Ihren Holzkohlegrill oder Backofengrill (je nachdem, mit welchem Gerät Sie dieses Gericht zubereiten möchten), vorheizen. Die Tomaten waschen und deren Deckel abschneiden. Das Innere der Tomaten wird mit einem Löffel entfernt. Drehen Sie nun die Tomaten um und lassen Sie sie abtropfen (z. B. auf einem Stück Küchenpapier). Die Kräuter werden gewaschen sowie trocken geschüttelt, die Blätter (bzw. Nadeln) werden abgezupft und fein gehackt. Als Nächstes den Schafskäse klein machen, mit Kräutern sowie Öl mischen und anschließend mit Salz und Pfeffer würzen. Nun wird die Kräuter-Käse-Mischung in den Fleischtomaten verteilt.

Setzen Sie den jeweiligen Deckel wieder auf die Tomaten.

Bestreichen Sie 4 Stücke Alufolie mit Öl, damit Sie die gefüllten Tomaten jeweils darin einwickeln können. Grillen Sie die Tomaten 10 Minuten lang bei direkter Hitze. Kurz abkühlen lassen und schon sind die gefüllten Tomaten servierbereit.

Lasagne (Kohlrabi-Art)

Menge: 4 Portionen

Gesamtzeit: 40 Minuten

Zutaten

Kohlrabi | Anzahl 4

Knoblauch | 1 Zehe

Zwiebeln | Anzahl 2

Olivenöl | 1 Esslöffel

Rinderhackfleisch | 400 Gramm

Salz | nach Belieben

Pfeffer | nach Belieben

Majoran | 2 Teelöffel

Tomaten (passiert) | 500 Gramm

Milch | 150 Milliliter

Ei | Anzahl 1

Frischkäse (fettarm) | 400 Gramm

Muskat | nach Belieben

⬥ 460 kcal

⬥ 19g Kohlenhydrate

⬥ 42g Eiweiß

⬥ 23g Fett

Zubereitung

Die Kohlrabis werden geputzt, geschält und in 3 mm dünne
Scheiben geschnitten. Garen Sie sie 5-7 Minuten lang in
Salzwasser, anschließend abgießen und abkühlen lassen.
In der Zwischenzeit können Sie bereits den Knoblauch und
die Zwiebeln schälen sowie in feine Würfel schneiden.

Erhitzen Sie das Öl in einem Topf, rühren Sie das

Hackfleisch unter und braten Sie es krümelig an.

Knoblauch und Zwiebeln dazugeben und ebenfalls kurz

mitbraten. Als Nächstes die passierten Tomaten

hinzufügen und das ganze ungefähr 20 Minuten lang

köcheln lassen. Würzen Sie mit etwas Salz, Pfeffer und

Majoran. Heizen Sie Ihren Backofen auf 200 Grad Umluft

vor. Verrühren Sie das Ei mit der Milch sowie 200 Gramm

des Frischkäses in einer Schüssel glatt, anschließend mit

Salz, Pfeffer und Muskatnuss würzen. Der übrig

gebliebene Frischkäse wird unter die Bolognese gerührt.

Nun werden die Kohlrabi Scheiben mit der Bolognese

abwechselnd in eine Auflaufform geschichtet. Zum Schluss

muss die Lasagne nur noch mit der Eiermilch übergossen

und im Ofen auf mittlerer Schiene 30 Minuten lang

gebacken werden. Fertig!

Omelett mit Kräutern und Lachs

Menge: 2 Portionen

Gesamtzeit: 10 Minuten

Zutaten

Salatgurke | 300 Gramm

Räucherlachs | 50 Gramm

Gartenkresse | 1 Kästchen

Kefir | 2 Esslöffel

Eier | Anzahl 3

Salz | nach Belieben

Pfeffer | nach Belieben

Schnittlauch Röllchen | 2 Esslöffel

Rapsöl | 2 Esslöffel

Dill | 2 Esslöffel

Mineralwasser | 2 Esslöffel

◆ 320 kcal

◆ 5g Kohlenhydrate

◆ 18g Eiweiß

◆ 24g Fett

Zubereitung

Zunächst die Gurke waschen und schräg in dünne
Scheiben schneiden. Legen Sie die Scheiben flach auf
Tellern aus und bestreuen Sie sie mit Salz. Der Lachs wird
gewürfelt, die Kresse wird vom Beet geschnitten,
gewaschen und trocken getupft. Als Nächstes die Eier mit
dem Kefir, dem Mineralwasser sowie etwas Salz und
Pfeffer verquirlen. Erhitzen Sie das Öl in einer Pfanne,

geben Sie die Eimasse hinein und lassen Sie sie bei schwacher Hitze zu einem Omelett stocken. Dieses mit der Kresse und den Lachswürfeln bestreuen, zusammenklappen, halbieren und auf den Gurkenscheiben anrichten. Guten Appetit!

Lachsfilet mit Gemüsepäckchen

Menge: *4 Portionen*

Gesamtzeit: *45 Minuten*

Zutaten

Lachsfilet | 650 Gramm (4 Filets)

Olivenöl | 2 Esslöffel

Kräuter der Provence | ein wenig

Karotten | Anzahl 6

Lauch | 3 Stangen

Salz | nach Belieben

Pfeffer | nach Belieben

Zitrone | Anzahl 1

- 369 kcal

- 10g Kohlenhydrate

- 32g Eiweiß

- 22g Fett

Zubereitung

Zunächst den Ofen auf 180 Grad vorheizen. Halbieren Sie 2 Bögen Backpapier und formen Sie daraus vier Päckchen. Als Nächstes die Lachsfilets waschen und trocken tupfen. Würzen Sie die Filets rundum mit Salz, Pfeffer und den Gewürzen der Provence. Je ein Filet auf ein Stück Backpapier setzen. Waschen Sie die Zitrone, halbieren Sie sie und pressen Sie den Saft aus einer Hälfte aus. Diesen nun zusammen mit dem Olivenöl sowie etwas Salz und Kräutern in eine Schüssel geben und alles gut miteinander vermischen. Die Karotten schälen und grob raspeln, den Lauch halbieren, waschen und in feine Streifen schneiden. Geben Sie nun beides zu der

Öl-Mischung und verteilen Sie das marinierte Gemüse auf den vier Lachsfilets. Die übrig gebliebene Zitronenhälfte in Scheiben schneiden und diese jeweils auf das Gemüse legen. Falten Sie die Päckchen zusammen, verschließen Sie sie je nach Belieben mit Küchengarn und lassen Sie sie 25-35 Minuten im Ofen garen. Fertig!

Lammspieße mit Ananas

Menge: 2 Portionen

Gesamtzeit: 30 Minuten

Zutaten

Fruchtfleisch einer Ananas | 160 Gramm

Lammlachs | 250 Gramm

Currypulver | ½ Teelöffel

Rapskernöl | ½ Esslöffel

Honig | 2 Teelöffel

Salz | nach Belieben

Pfeffer | nach Belieben

Babyspinat | 400 Gramm

Kokosfett | 1 Teelöffel

Zwiebel (rot) | Anzahl 1

Sojasoße | 2 Esslöffel

◈ 370 kcal

◈ 10g Kohlenhydrate

◈ 33g Eiweiß

◈ 21g Fett

Zubereitung

Zunächst den Lammlachs in 2 cm große Würfel schneiden

und das Fruchtfleisch der Ananas in etwa 1 cm große

Würfel. Als Nächstes werden die Ananas- und

Fleischstücke abwechselnd auf Holzspieße gesteckt.

Verrühren Sie für die Marinade das Currypulver mit 1

Esslöffel Öl sowie dem Honig. Bestreichen Sie die Spieße

rundum mit der Marinade und lassen Sie das ganze

ungefähr 10 Minuten lang ziehen. In der Zwischenzeit

können Sie bereits den Spinat verlesen, waschen und abtropfen lassen. Die Zwiebel muss geschält, halbiert und in feine Streifen geschnitten werden. Rösten Sie den Sesam in einer beschichteten Pfanne ohne Fett leicht an, anschließend herausnehmen und abkühlen lassen. Strichen Sie als Nächstes eine Grillpfanne mit dem Kokosfett ein und erhitzen Sie dieses. Die Lammspieße trocken tupfen und in der Pfanne bei mittlerer Hitze 6-8 Minuten lang rundum braten, bis sie eine goldbraune Farbe erhalten haben. Im Anschluss aus der Pfanne nehmen und mit Salz sowie Pfeffer würzen, anschließend in Alufolie wickeln und 5 Minuten ruhen lassen. Währenddessen können Sie bereits die Zwiebel in einer beschichteten Pfanne mit dem übrig gebliebenen Öl andünsten. Das ganze nach der Zugabe von 2 Esslöffeln Wasser aufkochen. Den Spinat hinzugeben, salzen, pfeffern, mit der Sojasoße würzen und 2-3 Minuten lang zugedeckt dünsten lassen, bis die Blätter zusammengefallen sind. Alles zusammen servieren. Fertig!

Brokkoli-Salat

Menge: *4 Portionen*

Gesamtzeit: *15 Minuten*

Zutaten

Brokkoli | 650 Gramm

Knoblauch | 1 Zehe

Frühlingszwiebeln | Anzahl 3

Tomaten (getrocknet) | Anzahl 8

Balsamico | 2 Esslöffel

Salz | nach Belieben

Pfeffer | nach Belieben

Cocktailtomaten | 150 Gramm

Olivenöl | 4 Esslöffel

Feta | 100 Gramm

Petersilie | ½ Bund

◆ 224 kcal

◆ 9g Kohlenhydrate

◆ 10g Eiweiß

◆ 16g Fett

Zubereitung

Zunächst den Brokkoli putzen, in Röschen teilen und anschließend in Salzwasser 5 Minuten lang andünsten. Achtung: Der Brokkoli sollte immer noch Biss haben! Die Frühlingszwiebeln werden in Ringe und die eingelegten Tomaten in Stücke geschnitten. Ziehen Sie den Knoblauch ab und hacken Sie ihn fein. Die Cocktailtomaten werden gewaschen und halbiert. Geben Sie alles zusammen (inklusive Brokkoli) in eine Schüssel. Nun wird das Dressing zubereitet. Hierfür den Balsamico zusammen mit

Salz, Pfeffer und dem Olivenöl verrühren. Die Petersilie kleinschneiden und ebenfalls hinzufügen. Zum Schluss muss nur noch der Feta in Würfel geschnitten werden. Nun kann alles zusammen serviert und genossen werden!

Curry mit Möhren

Menge: *4 Portionen*

Gesamtzeit: *15 Minuten*

Zutaten

Möhren | 500 Gramm

Curry | 2 Teelöffel

Zwiebel | Anzahl 1

Rapsöl | 2 Esslöffel

Gemüsebrühe | 200 Milliliter

Salz | nach Belieben

Pfeffer | nach Belieben

Sonnenblumenkerne | 2 Esslöffel

Mandeln (gestiftet) | 2 Esslöffel

Petersilie | 1 Bund

◆ 190 kcal

◆ 14g Kohlenhydrate

◆ 5g Eiweiß

◆ 12g Fett

Zubereitung

Zunächst die Möhren schälen und in feine Stifte
schneiden. Außerdem die Zwiebel schälen und in kleine
Würfel schneiden. Erhitzen Sie das Öl in einem großen
Topf. Darin nun die Zwiebelwürfel anschwitzen,
anschließend die Mandeln sowie die Sonnenblumenkerne
kurz darin schwenken und das Currypulver hinzufügen.
Geben Sie die Möhren hinzu, löschen Sie alles mit der
Gemüsebrühe ab und lassen Sie das ganze zugedeckt bei
schwacher Hitze 10 Minuten lang bissfest garen. In der
Zwischenzeit wird die Petersilie gewaschen und trocken
geschüttelt, deren Blätter werden abgezupft und fein
gehackt. Würzen Sie das Curry noch einmal mit etwas

Salz und Pfeffer. Alles zusammen auf einem Teller

servieren. Fertig!

Nizza-Eier-Salat

Menge: *2 Portionen*

Gesamtzeit: *25 Minuten*

Zutaten

Eier | Anzahl 2

Romana Salat | ½ Kopf

Grüne Bohnen | 75 Gramm

Salatgurke | 200 Gramm

Cocktailtomaten | 75 Gramm

Salz | nach Belieben

Pfeffer | nach Belieben

Zwiebel (rot) | Anzahl 1

Weißwein-Essig | 2 Esslöffel

Basilikum | 10 Blätter

Paprika (gelb) | Anzahl 1

Oliven (schwarz) | Anzahl 6

Gemüsebrühe | 5 Esslöffel

Olivenöl | 4-5 Esslöffel

Dijon-Senf | ½ Teelöffel

◆ 380 kcal

◆ 10g Kohlenhydrate

◆ 11g Eiweiß

◆ 32g Fett

Zubereitung

Zunächst müssen die Eier 8 Minuten lang hart gekocht und

anschließend abgeschreckt werden. Lassen Sie die Eier

abkühlen. Die Bohnen werden geputzt, gewaschen und

halbiert. Lassen Sie sie nun in kochendem Salzwasser 8

Minuten lang bissfest garen, gießen Sie sie danach in einem Sieb ab, schrecken Sie sie kalt ab und lassen Sie sie gut abtropfen. Der Salat muss geputzt, gewaschen getrocknet und in mundgerechte Stücke gezupft werden. Die Paprika längs vierteln, entkernen, waschen und die Viertel jeweils quer in feine Streifen schneiden. Die Tomaten waschen und vierteln. Die Gurke wird gewaschen, in dünne Scheiben geschnitten und gehobelt. Die Zwiebel schälen und in dünne Ringe schneiden, den Basilikum waschen, trocken tupfen und grob zupfen. Als Nächstes werden die Eier gepellt und geviertelt. Geben Sie den Salat zusammen mit der Gurke, den Tomaten, den Bohnen, der Paprika, den Eiern sowie der Zwiebel auf einen Teller und setzen Sie die Oliven darauf. Verrühren Sie die Brühe mit dem Senf, dem Essig, dem Öl sowie etwas Salz und Pfeffer zu einer Vinaigrette. Heben Sie das Basilikum unter. Zum Schluss nur noch die Vinaigrette auf den Salat träufeln. Fertig!

Eiweißbrot mit Quark

Menge: *10 Portionen*

Gesamtzeit: *35 Minuten*

Zutaten

Eier | Anzahl 2

Mandeln (gemahlen) | 100 Gramm

Magerquark | 160 Gramm

Eiweißpulver | 1 Esslöffel

Salz | nach Belieben

Natron | 1 Teelöffel

* 237 kcal

* 2g Kohlenhydrate

* 15g Eiweiß

- 18g Fett

Zubereitung

Heizen Sie zunächst Ihren Backofen auf 180 Grad vor und legen Sie eine mittelgroße Kastenform mit Backpapier aus. Nun alle Zutaten zusammen in eine Schüssel geben und mithilfe eines Mixers vermischen. Füllen Sie den Teig in die Kastenform, streichen Sie ihn glatt und lassen Sie ihn 30 Minuten lang im Ofen backen. Fertig! Tipp: Nüsse und Körner aller Art passen wunderbar zu diesem Brot, experimentieren Sie also ruhig ein wenig! Beachten Sie jedoch, dass sich die hier angegebenen Nährwerte je nach hinzugefügter Zutat leicht verändern.

Ratatouille

Menge: *4 Portionen*

Gesamtzeit: *40 Minuten*

Zutaten

Aubergine | Anzahl 1

Knoblauch | 4 Zehen

Gemüsezwiebel | Anzahl 1

Paprikaschoten (rot) | Anzahl 2

Salz | nach Belieben

Paprikaschoten (gelb) | Anzahl 2

Zucchini | Anzahl 2

Olivenöl | 2 Esslöffel

Rosmarin | 3 Teelöffel

Tomaten (geschält) | ½ Tube

Tomatenmark | 1 Dose

Zucker | 1 Teelöffel

Pfeffer | nach Belieben

◈ 230 kcal

◈ 24g Kohlenhydrate

◈ 9g Eiweiß

◈ 8g Fett

Zubereitung

Zunächst die Aubergine waschen und in mundgerechte
Stücke schneiden. Würzen Sie die Auberginen Stücke mit
Salz und lassen Sie sie 10 Minuten lang ziehen,
anschließend müssen die Stücke trocken getupft werden.
Die Zwiebel wird geschält und in grobe Würfel geschnitten.
Den Knoblauch schälen und in feine Würfel schneiden. Die

Zucchini wird geputzt, gewaschen und in Würfel geschnitten. Die Paprikas längs halbieren, entkernen, waschen und danach in grobe Stücke schneiden. Erhitzen Sie das Öl in einem großen Topf und braten Sie darin den Knoblauch, die Zwiebel, sowie die Zucchini an. Im Anschluss kommen die Aubergine und die Paprikastücke ebenfalls in den Topf. Lassen Sie das ganze 5 Minuten lang kräftig anbraten. Nun das Tomatenmark hinzugeben, unterrühren und mit Salz sowie Pfeffer würzen. Als Nächstes werden der Rosmarin, die geschälten Tomaten und der Zucker hinzugegeben. Lassen Sie das Ratatouille 20 Minuten lang bei mittlerer Hitze kochen. Bei Bedarf vor dem Servieren noch einmal abschmecken. Fertig!

Rindfleisch Salat mit Bohnen und Avocado

Menge: *4 Portionen*

Gesamtzeit: *15 Minuten*

Zutaten

Zitronensaft | 2 Esslöffel

Honig | 1 Esslöffel

Rapsöl | 2 Esslöffel

Senf | 1 Esslöffel

Sojasoße | 1 Esslöffel

Salz | nach Belieben

Bohnen (grün) | 800 Gramm

Cocktailtomaten | Anzahl 8

Avocado | Anzahl 1

Bohnen (rot) | 240 Gramm

Roastbeef | 600 Gramm

Pfeffer | nach Belieben

◈ 415 kcal

◈ 15g Kohlenhydrate

◈ 46g Eiweiß

◈ 19g Fett

Zubereitung

Zunächst wird das Dressing zubereitet. Hierfür den Senf, die Sojasoße, den Zitronensaft und den Honig miteinander vermischen und mit Pfeffer würzen. Schlagen Sie anschließend das Öl unter. Die grünen Bohnen werden gewaschen, in kochendem Salzwasser ungefähr 8 Minuten lang bissfest gegart, in einem Sieb abgegossen und abtropfen gelassen. In der Zwischenzeit können Sie bereits die Kidneybohnen in ein Sieb abgießen, kalt abspülen und ebenfalls abtropfen lassen. Die Avocado wird halbiert und deren Kern wird entfernt. Nun die Avocado Hälften schälen sowie das Fruchtfleisch mit dem Zitronensaft beträufeln, damit es sich leicht bräunlich färbt. Die Tomaten werden gewaschen, deren Stielansätze müssen herausgeschnitten und halbiert werden. Geben Sie als Nächstes beide Bohnensorten zusammen mit den Tomaten in eine Schüssel und mischen Sie sie mit dem Dressing. Die Roastbeefscheiben werden jeweils zu Röllchen aufgerollt und auf den Salat gelegt. Bei Bedarf noch einmal abschmecken. Fertig!

Spargelsalat

Menge: 2 Portionen

Gesamtzeit: 35 Minuten

Zutaten

Spargel (grün) | 500 Gramm

Zwiebel (rot) | Anzahl 1

Linsen (rot) | 100 Gramm

Olivenöl | 2 Esslöffel

Schnittlauchröllchen | 2 Esslöffel

Salz | nach Belieben

Balsamico-Essig | 2 Esslöffel

Senf | 1-2 Teelöffel

Pfeffer (weiß) | 1-2 Teelöffel

◈320 kcal

◈ 31g Kohlenhydrate

◈ 17g Eiweiß

◈ 13g Fett

Zubereitung

Zunächst den Spargel waschen, das untere Drittel dünn

schälen und die holzigen Enden abschneiden. Garen Sie

den Spargel 15 bis 20 Minuten in kochendem Wasser

bissfest. In der Zwischenzeit können Sie bereits die Linsen

in 200 Milliliter Wasser bei geringer Hitze zugedeckt 10

Minuten lang garen, bis alle Flüssigkeit aufgenommen

wurde. Die Zwiebel muss geschält und in Ringe

geschnitten werden. Lassen Sie den Spargel abtropfen

und schneiden Sie ihn schräg in drei Zentimeter lange

Stücke. Nun die Spargelstücke mit den Zwiebelringen und

den Linsen vermengen. Als Nächstes wird aus dem

Olivenöl, dem Essig und dem Senf eine cremige

Vinaigrette gerührt. Diese mit Salz und Pfeffer abschmecken, unter den Salat heben und diesen kurz durchziehen lassen. Zum Schluss nur noch mit den Schnittlauchröllchen bestreuen. Fertig!

Muffins mit Thunfisch

Menge: 12 Portionen

Gesamtzeit: 35 Minuten

Zutaten

Thunfisch im Eigensaft | 2 Dosen

Kürbisfleisch | 300 Gramm

Gouda | 100 Gramm

Zwiebel | Anzahl 1

Paprikaschote | Anzahl 1

Salz | nach Belieben

Frischkäse (wenig Fett) | 2 Esslöffel

Paprikapulver edelsüß | nach Belieben

Pfeffer (weiß) | 1-2 Teelöffel

Eier | Anzahl 4

Dill | 2 Esslöffel

◈93 kcal

◈ 2g Kohlenhydrate

◈ 10g Eiweiß

◈ 4g Fett

Zubereitung

Heizen Sie zunächst Ihren Backofen auf 200 Grad vor
und fetten Sie eine Muffinform mit ein wenig Öl ein.
Den Thunfisch abtropfen lassen, den Käse raspeln.
Das Kürbisfleisch muss sehr klein gehackt werden.
Waschen Sie die Paprika und entfernen Sie sie von
ihren Kernen, anschließend ebenfalls klein hacken.
Geben Sie alle Zutaten in eine Rührschüssel und
verrühren Sie sie mithilfe eines Mixers. Mit den
Gewürzen abschmecken, auf die Muffinform verteilen
und 30 Minuten lang im Ofen backen. Fertig!

Urheberrecht

Haftungsausschluss und Impressum

Der Inhalt dieses Buches wurde mit sehr großer Sorgfalt erstellt und geprüft. Für die Richtigkeit, Vollständigkeit und Aktualität des geschriebenen kann jedoch keine Garantie gewährleistet werden.

Sowie auch nicht für Erfolg oder Misserfolg bei der Anwendung des gelesenen. Der Inhalt des Buches spiegelt die persönliche Meinung und Erfahrung des Autors wider. Der Inhalt sollte so ausgelegt werden, dass er dem Unterhaltungszweck dient. Er sollte nicht mit medizinischer Hilfe verwechselt werden.

Juristische Verantwortung oder Haftung für kontraproduktive Ausführung oder falsches Interpretieren von Text und Inhalt wird nicht übernommen.

Impressum
Autor: Sandra Baulich
vertreten durch:

MAK DIRECT LLC
2880W OAKLAND PARK BLVD, SUITE 225C
OAKLAND PARK, FL 33311
FLORIDA

Quellenangabe:

https://www.gesundheit.de/medizin/vorsorge/gesund-leben/war
nsignale-des-koerpers

https://www.netdoktor.de/anatomie/leber/

https://www.internisten-im-netz.de/fachgebiete/leber-galle-bauc
hspeicheldruese/leber/aufbau-der-leber.html

https://utopia.de/ratgeber/leber-entgiften-diese-mittel-reinigen-d
ie-leber-ganz-natuerlich/

https://utopia.de/ratgeber/fasten-heilfasten-fastenkur-so-gehts/

https://www.foryouehealth.de/online-berater/leberreinigung-die-
detox-kur-zur-gesunden-leber/

https://www.mueller-frahling.de/die-schuessler-detox-kur-fuer-di
e-leber/

https://www.focus.de/gesundheit/ernaehrung/gesundessen/lebe
r-entgiften-diese-hausmittel-helfen_id_7024823.html

https://www.rewe.de/ernaehrung/basische-ernaehrung/basisch-i
nfo/

https://www.basenfasten.de/blog/basenreiche-ernaehrung-im-all
tag/

https://www.zentrum-der-gesundheit.de/basische-ernaehrung-2.
html

https://www.akademie-der-naturheilkunde.com/ernaehrung/basi
sche-lebensmittel/